Alexander/Kalender/Linke Computertomographie

Computertomographie

Bewertungsmerkmale
Gerätetechnik
Anwendungen

Von Joachim Alexander, Willi Kalender
und Gerhard Linke

Siemens Aktiengesellschaft

CIP-Kurztitelaufnahme der Deutschen Bibliothek

Alexander, Joachim:
Computertomographie: Bewertungsmerkmale, Gerätetechnik, Anwendungen / von Joachim Alexander, Willi Kalender u. Gerhard Linke. – Berlin; München: Siemens-Aktiengesellschaft, [Abt. Verl.], 1985.
ISBN 3-8009-1433-6 Pb.

NE: Kalender, Willi:; Linke, Gerhard:

Besonders im Hinblick auf die Belange des Nutzers von CT-Geräten werden in dem Buch zunächst die Bewertungsmerkmale von CT-Systemen, dann die Gerätetechnik, schließlich Anwendungsfälle und Voraussetzungen für wirtschaftlichen Betrieb eingehender betrachtet. Im Rahmen des zur Verfügung stehenden Platzes werden auch Beispiele gebracht, die die Schwerpunkte der wissenschaftlichen Arbeiten mit Computertomographen verdeutlichen.

Die Veröffentlichung wendet sich sowohl an den Mediziner wie auch an den Ingenieur und Techniker, der im Rahmen seiner täglichen Arbeit mit medizintechnischen Fragen konfrontiert wird.

Zum Nachschlagen u. a. beim Studium von Fachveröffentlichungen vorkommenden Fachbegriffen wurde ein entsprechendes Verzeichnis angefügt.

Schlagwörter

Kenngrößen von CT–Systemen
Bildqualität
Auflösungsvermögen
Rauschen
Homogenität
Reproduzierbarkeit
Zeitliche Auflösung
Gerätetechnik
Systemkonzept
Typen

Detektoren
EDV
Routineanwendungen
Spezialanwendungen
Wissenschaftliche Arbeiten
Voraussetzungen für wirtschaftlichen Betrieb
Ausbaufähigkeit
Qualitätsstandard

ISBN 3-8009-1433-6

Herausgeber und Verlag: Siemens Aktiengesellschaft, Berlin und München
© 1985 by Siemens Aktiengesellschaft, Berlin und München
Alle Rechte vorbehalten, insbesondere das Recht der Vervielfältigung und Verbreitung, der Übersetzung und sonstiger Bearbeitungen, sowie der Entnahme von Abbildungen, auch bei nur auszugsweiser Verwertung. Reproduktionen (durch Fotokopie, Mikrofilm oder andere Verfahren), sowie Verarbeitung, Vervielfältigung und Verbreitung unter Verwendung elektronischer Systeme nur mit schriftlicher Zustimmung des Verlags.

Printed in the Federal Republic of Germany

Inhalt

Historischer Überblick 10

1 Bewertungsmerkmale von CT-Systemen – Kenngrößen 13
1.1 Bildqualität 13
1.2 Geometrisches Auflösungsvermögen 13
1.2.1 Modulationsübertragungsfunktion 13
1.2.2 Einfluß der Aufnahmegeometrie auf die Auflösung 18
1.2.3 Einfluß des Algorithmus auf die Auflösung 21
1.2.4 Einfluß der Matrix auf die Auflösung 23
1.2.5 Empfindlichkeitsprofil, Schichtdicke und Dosisprofil 26
1.3 Rauschen und Rauschstruktur 32
1.3.1 Bildpunktrauschen und Flächenrauschen 33
1.3.2 Rauschstruktur und Bildeindruck 35
1.3.3 Rauschstruktur und Objektform 35
1.4 Kontrast-Detail-Diagramm 37
1.4.1 Kontrast und Kontrastunterscheidungsvermögen 38
1.4.2 Vergleich von Kontrast-Detail-Diagrammen unterschiedlicher CT-Systeme 40
1.5 Homogenität 41
1.5.1 Homogenität und quantitative Bildauswertung 41
1.5.2 Homogenität und Formfilter 43
1.5.3 Homogenität und Aufhärtungskorrektur 43
1.5.4 Aufhärtungskorrektur als Kompromiß 44
1.5.5 Homogenitätsfehler bei Meßfeldüberschreitung 46
1.6 Reproduzierbarkeit 48
1.7 Zeitliche Auflösung 49
Literatur 50

2 Gerätetechnik 51
2.1 Systemkonzept 51
2.2 Grundtypen 51
2.2.1 Translations-Rotations-Gerät 52
2.2.2 Fächerstrahlgeräte 53
2.2.3 Hybridgerät 53
2.3 Detektoranordnung 54
2.3.1 Detektorgeometrie, Detektoranzahl, Dosisnutzung 54
2.3.2 Zulässige Brennfleckgrößen 56
2.3.3 Streustrahlenkollimierung 57
2.3.4 Artefaktverhalten 58

2.3.5	Computer-Radiographie	58
2.3.6	Abtasteigenschaften	59
2.4	Detektortypen	61
2.4.1	Aufbau der Detektoren	61
2.4.2	Eigenschaften der Detektoren	62
2.5	Röntgenstrahlerzeugung	64
2.5.1	Strahlenqualität	64
2.5.2	Betriebsart der Röntgenröhre	65
2.6	Datenverarbeitung	69
2.6.1	Hardware	69
2.6.2	Software	77
	Literatur	84
3	**Anwendungen von CT-Systemen**	85
3.1	Aspekte der Routineanwendung	85
3.1.1	Allgemeine Forderungen an die Bedienung des CT-Gerätes	85
3.1.2	Lagerung und Positionierung des Patienten	86
3.1.3	Wahl der Meßparameter und Untersuchungsablauf	89
3.1.4	Bildrekonstruktion und -auswertung	90
3.1.5	Bilddokumentation und -archivierung	95
3.2	Spezialanwendungen	97
3.2.1	Optimierung der Bildqualität	98
3.2.2	Quantitative Computertomographie	102
3.2.3	Dynamische Computertomographie	103
3.2.4	Biopsie und Stereotaxie	110
3.2.5	Bestrahlungsplanung	112
3.3	Wissenschaftliche Arbeiten	114
3.3.1	Problematik und Zielsetzung	114
3.3.2	Beispiel Auswertung von CT-Bildern des Herzens	115
3.3.3	Beispiel Topogramm – als diagnostisches Hilfsmittel	118
3.3.4	Beispiel Chronogramm	121
3.3.5	Beispiel Zwei-Spektren-Methode	124
3.3.6	Schlußfolgerungen	126
	Literatur	128
4	**Voraussetzungen für wirtschaftlichen Betrieb von CT-Systemen**	129
4.1	Anzahl Untersuchungen und Amortisation	130
4.2	Technisch einheitliches Konzept	135
4.3	Ausbaufähigkeit	140
4.4	Qualitätsstandard	142
	Literatur	149
Fachbegriffe		150
Stichwortverzeichnis		175

Vorwort

Die Computertomographie versteht sich heute als ein allgemein anerkanntes Diagnostikverfahren mit hohem Aussagewert bei gleichzeitig geringem Risiko für den Patienten. Weltweit waren im Jahr 1983 nahezu 7000 Anlagen in Betrieb; der jährliche Bedarf lag im gleichen Jahr bei über 1000 Anlagen. Wenn man diese stark vereinfachte Darstellung der gegenwärtigen Situation mit der Tatsache verknüpft, daß die Einführung der Computertomographie erst etwa zehn Jahre zurückliegt, so wird deutlich, welch rasante Entwicklung sich hier vollzogen hat. Möglich wurde dieser Erfolg durch das Zusammentreffen eines starken Bedarfs, z. B. nach risikoarmen Verfahren zur Darstellung zerebraler Erkrankungen, und einer raschen Steigerung der Leistungsfähigkeit der Computertomographie.

Ausgehend von einer Dauer mehrerer Minuten für Messung und Berechnung eines Schichtbildes, in dem Details von etwa 3 mm und Dichteunterschiede von unter 1% in einem für Schädeluntersuchungen ausreichenden Meßfeld erkennbar waren, sind heute Details weit unter 1 mm oder Dichteunterschiede von 0,3% in Sekunden darstellbar. Dabei ist besonders die gleichzeitige Steigerung aller Kenngrößen augenfällig. Will man ein aktuelles CT-Gerät mit wenigen Zahlenwerten beschreiben, so führt dies zu folgendem Bild:

Abtastzeiten	1 bis 10 s
Rechenzeit	0 bis 30 s
Meßfeld	53 bis 42 cm
Schichtdicken	1 bis 10 mm
Geometrische Auflösung	0,5 bis 1 mm
Dichteauflösung	2 bis 4 HU
Aufnahmefrequenz	12 bis 8 min^{-1}.

Damit ist eine erste Vorstellung der Leistungsfähigkeit eines Computertomographen vermittelt. Allerdings muß auch die Gefahr bei der Wertung solcher Zahlenangaben gesehen werden: Nicht die isolierte Zahl ist aussagekräftig, sondern das sinnvolle Zusammenspiel einzelner Leistungsmerkmale. Hierfür sollen in dieser Veröffentlichung Hinweise gegeben werden, die Umfeld und Wertigkeit solcher Angaben besser erkennen lassen. Dazu kommen aber noch andere Eigenschaften, die nicht unmittelbar mit Zahlen zu beschreiben sind. Beispiele hierfür sind Handhabung, Zuverlässigkeit und Flexibilität.

Selbst damit ist ein Computertomograph moderner Bauart noch nicht erschöpfend betrachtet. Zwar hat die computertomographische Untersuchung des Schädels und des Körperstammes für alle Routineuntersuchungen einen

Stand erreicht, der sprunghafte Veränderungen unwahrscheinlich macht, die Weiterentwicklung der Methode für spezielle Anwendungen ist jedoch sicher noch nicht abgeschlossen.

Für eine wünschenswerte, aktuelle und umfassende Betrachtung des Gebietes wurde das Buch in die Kapitel

Bewertungsmerkmale von CT-Systemen (1),
Gerätetechnik (2),
Anwendungen von CT-Systemen (3) und
Voraussetzungen für wirtschaftlichen Betrieb von CT-Systemen (4)

gegliedert.

Im Rahmen des zur Verfügung stehenden Platzes enthält das Kapitel 3 auch Beispiele, die die Schwerpunkte der wissenschaftlichen Arbeiten mit Computertomographen verdeutlichen.

In den großen Universitätskliniken ist der Betrieb zweier oder mehrerer CT-Geräte keine Seltenheit mehr; aber auch in mittleren und kleineren Krankenhäusern wird die Computertomographie zunehmend eingeführt – weil ohne sie die medizinische Versorgung heute nicht mehr vollständig ist.

Der Siegeszug der Computertomographie begann in der Neuroradiologie, dort ist sie inzwischen unverzichtbar geworden und hat andere – invasive, risikoträchtige oder weniger aussagekräftige – Untersuchungsmethoden zurückgedrängt. Mit der Praxisreife der Ganzkörpercomputertomographie konnten die Vorteile für die Diagnostik und der besonders einfache Untersuchungsvorgang auch auf den gesamten Körper ausgedehnt werden.

Beispiele für den Ersatz herkömmlicher Untersuchungsverfahren durch Computertomographie sind:

Pneumenzephalographie,
Hirnszintigraphie und
zerebrale Angiographie
im Schädelbereich und
Myelographie,
Lymphangiographie, sowie
abdominale Aortographie
am Körperstamm.

Voraussetzung für die weite Verbreitung und den erweiterten Einsatzbereich ist das Leistungsniveau moderner Ganzkörpergeräte, wie es etwa seit Beginn der 80er Jahre erreicht wurde. Mit einer Öffnung von über 50 cm Durchmesser für die Patientenlagerung wurde der Anwendungsbereich auf die gesamte Wirbelsäule erweitert. Außerdem sind im Schädelbereich durch größeren Spielraum bei der Lagerung nahezu alle Schnittführungen möglich. Verbesserte Detaildarstellung für Objekte im Millimeter-Bereich und Anpassung der Dosis an die Untersuchungstechnik erhöhen zusätzlich die diagnostische

Aussagekraft. Am Körperstamm liefert die Möglichkeit der guten morphologischen Differenzierung im CT-Bild wichtige Informationen beim Untersuchen innerer Organe und erspart weitgehend kostenaufwendige klärende Chirurgie. Durch die Kombination von Übersichtsaufnahmen mit transversalen Schichten werden teilweise auch orthopädische Fragen beantwortet. Kürzeste Meßzeiten und geringer Dosisbedarf ermöglichen den Einsatz der Computertomographie auch in der Pädiatrie.

Diese – unvollständige – Aufzählung der Anwendungsmöglichkeiten zeigt schon die Anwendungsbreite eines Ganzkörpercomputertomographen. Die universellen Einsatzmöglichkeiten der Computertomographie bei gleichzeitig hoher Qualität und Aussagekraft der Ergebnisse ermöglichen trotz unterschiedlicher Struktur der einzelnen Kliniken, Krankenhäuser oder Niederlassungen einen wirtschaftlichen Betrieb.

Erlangen, im Juni 1985

Siemens Aktiengesellschaft

Historischer Überblick

Beachtliche, an den Bedürfnissen der klinischen Praxis orientierte Entwicklungsbeiträge des Hauses haben schon in der frühesten Phase der Computertomographie mitgeholfen, den Weg für die weite Verbreitung zu ebnen.
Betrachtet man die Entwicklung der Computertomographie nach der Veröffentlichung der Arbeiten von G. N. Hounsfield und J. A. Ambrose in den Jahren 1972/73, so sind aus heutiger Sicht etwa drei Abschnitte zu erkennen:
In einer ersten, unmittelbar auf die erwähnten Veröffentlichungen folgenden Phase, bemühten sich zahlreiche Firmen in sich überstürzendem Tempo, Computertomographen zu entwickeln und Prototypen klinisch zu erproben. Auch viele Hersteller ohne Erfahrung in medizinischer Röntgentechnik beteiligten sich an diesem Rennen. Die Anwendung der neuen Gerätetypen im Schädelbereich stand dabei eindeutig im Vordergrund. Nach dem EMI-Scanner, der bereits 1973 in klinischer Erprobung stand, war Siemens der erste Röntgenhersteller, der mit dem SIRETOM im Juni 1974 einen Computertomographen zur klinischen Erprobung brachte. Wenig später berichtete Ledley auch über Versuche, bei denen die neue Technik für die Diagnostik am Körperstamm eingesetzt wurde.

Der Prototyp war unter dem Namen ACTA für klinische Versuche bereitgestellt worden. Das technische Prinzip dieser ersten CT-Geräte war die lineare Abtastung des untersuchten Objekts mit anschließender Drehung des Meßsystems und Wiederholung der linearen Abtastung. Das aus einer Stehanodenröhre und einem mechanisch gekoppelten Detektor zusammengesetzte Meßsystem benötigte damals noch einige Minuten für den Abtastvorgang.

Bemerkenswert sind die technischen Neuerungen und Eigenschaften, die mit dem SIRETOM in die Computertomographie eingeführt wurden. Während der EMI-Scanner noch mit einem zeitraubenden Iterationsverfahren zur Bildberechnung arbeitete, wurde beim Siemens-Gerät schon damals eine andere Rechenmethode verwendet: Das Faltungsverfahren. Für die Realisierung dieser Rechentechnik war das Gerät mit einem Rechner ausgestattet, der es ermöglichte, sofort nach Untersuchungsende ein Bild darzustellen. Damit waren die Faltung und das Sofortbild in die noch junge CT-Technik eingeführt.

Die einfache Tastenbedienung des SIRETOM und die damals noch unübliche Bilddarstellung auf einem Fernsehmonitor waren optimal an den praktischen Gebrauch in klinischer Umgebung angepaßt.

Während CT-Geräte zur Untersuchung des Schädels durch ständige Verbesserungen zu Seriengeräten ausreiften und parallel dazu eine weite Verbreitung in die neuroradiologischen Abteilungen zu verzeichnen war, begann ab 1976 ein zweiter Abschnitt in der Computertomographie: Die Geräte zur Untersuchung des gesamten menschlichen Körpers wurden erprobt.

Das Haus Siemens übernahm in dieser Zeit das Ganzkörpergerät Delta Scan 50 der Firma Ohio Nuclear in sein Programm, das die Abtastung eines

Körperabschnitts in etwa einer Minute ermöglichte. Parallel dazu wurde vom Haus ein schneller Ganzkörper-Computertomograph entwickelt. In dieser Phase erforderten technische Innovationen eine Erprobungszeit, welche die sofortige klinische Erprobung noch ausschloß. In dieser Frühphase der Ganzkörper-Computertomographie überschlugen sich die Entwicklungen. Schlagworte wie »zweite«, »dritte« und »vierte« Generation kennzeichneten den raschen Wechsel von Gerätetyp zu Gerätetyp, ohne daß eines dieser Konzepte die alleinige Überlegenheit im praktischem Betrieb für sich in Anspruch nehmen konnte.

Ende 1976 ging ein erstes Modell des Siemens Ganzkörper-Computertomographen SOMATOM in den klinischen Betrieb. In einem ungewöhnlich großen Meßfeld von 53 cm konnte in einer Zeit von weniger als 5 s ein Körperquerschnitt gemessen und ohne Zeitverlust als Sofortbild dargestellt werden. Ausgestattet mit der hochbelastbaren Drehanodenröhre Opti 150 CT und mit dem aus der Kino-Technik in der Angiographie weiterentwickelten Gleichspannungsgenerator Pandoros Optimatic CT waren die Startchancen dieses Gerätes gut. Die beste Ausnutzung der Röntgenstrahlung im Fächerstrahl des Meßsystems ergab sich beim Einsatz von Detektorelementen mit Halbleitertechnologie. Zum problemlosen Betrieb in der Klinik waren alle Bedienfunktionen zentral zusammengefaßt und alle wesentlichen Schritte durch rechnergeführte Bedienung vorgegeben. Gleichzeitig ermöglichte der Schwenkbereich der Abtasteinheit von $\pm 20°$ direkte coronare und sagittale Schnitte am Schädel.

Ab 1979 waren die Anfangsphasen der Computertomographie abgeschlossen. Die neue diagnostische Methode hatte sich weltweit durchgesetzt. Den Begründern der Computertomographie wurde der Nobelpreis verliehen. Gleichzeitig trat eine deutliche Beruhigung des rasanten Entwicklungstempos ein. Zahlreiche Verbesserungen hatten die Modelle der noch konkurrierenden CT-Hersteller auf ein hohes und praxisgerechtes Leistungsniveau gebracht. Anstelle technisch zwar interessanter, aber nicht ausgereifter Konstruktionen rückten vielfältige Anwendungsmöglichkeiten und die Zuverlässigkeit in den Vordergrund. Die digitale Übersichtsaufnahme, schnell ablaufende Serientechnik, Spezialverfahren für Untersuchungen am Innenohr, am Herzen und der Wirbelsäule wurden eingeführt. Das universell einsetzbare Ganzkörpergerät ersetzte zunehmend den für den Schädelbereich entwickelten Computertomographen der Anfangszeit.

Das Konzept der simultanen Rotation von Röhre und Detektoranordnung um den Patienten hat sich weltweit als routinetauglich und zuverlässig erwiesen.

Translations-Rotations-Systeme sind wegen langer Abtastzeiten unter den neuesten Geräten kaum noch zu finden. Systeme mit Ringdetektoren konnten sich wegen ungünstiger Strahlungsausnutzung und geringerer Zuverlässigkeit nicht durchsetzen. Abtastzeiten im Sekundenbereich, kürzeste Bildberechnungszeiten und beste Ausnutzung der Röntgenstrahlung sind Maßstäbe, an denen heute ein Ganzkörper-CT-Gerät gemessen wird.

1 Bewertungsmerkmale von CT-Systemen – Kenngrößen

1.1 Bildqualität

Unter technisch-physikalischen Gesichtspunkten ist die Bildqualität die entscheidende Kenngröße eines CT-Gerätes. Dieser Bedeutung entsprechend sollen bereits an dieser Stelle einige Aspekte der Bildqualität erörtert werden [1].

Für das Beurteilen der Bildqualität zeigt das Bildpaar 1.1 eine einfache, interessante Bildmanipulation:

Die beiden dort wiedergegebenen CT-Bilder sind im wesentlichen gleich. Dem Bild unten wurde jedoch zusätzlich ein »feinkörniges« Rauschen überlagert. Beim Betrachter ruft dies den Eindruck hervor, als sei dieses Bild schärfer als das Bild oben, obwohl eine objektive Messung diesen Eindruck nicht bestätigt!

1.2 Geometrisches Auflösungsvermögen

1.2.1 Modulationsübertragungsfunktion

Bei der Bewertung der Bildqualität steht häufig am Anfang die Frage nach dem geometrischen Auflösungsvermögen. Dieser Eigenschaft sollte allerdings im Zusammenhang mit der Computertomographie eine solche Priorität nicht eingeräumt werden: das ursprüngliche Entwicklungsziel der Computertomographie war es, geringe Kontraste unterscheiden, nicht aber, möglichst feine Strukturen auflösen zu können. In der Darstellung geringer Weichteilkontraste ist auch heute noch das Hauptanwendungsgebiet der Computertomographie zu sehen.

Dennoch soll auch hier, dem üblichen Weg folgend, zunächst einiges über das geometrische Auflösungsvermögen mitgeteilt werden. Leider wird dieser Begriff in unterschiedlicher Weise interpretiert:

Am wenigsten hilfreich ist die Angabe der geometrischen Grenzauflösung aufgrund einer Aufnahme eines Bohrlochtestes (Bild 1.2). Man erhält – im Rahmen der Feinheit der Abstufung der Bohrlochdurchmesser – als Grenzauflösung den Durchmesser der kleinsten gerade noch auflösbaren Testbohrungen.

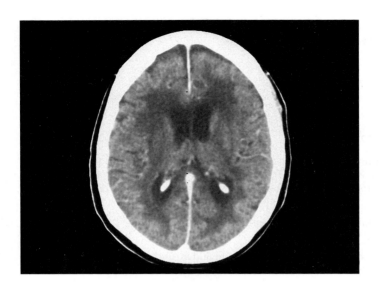

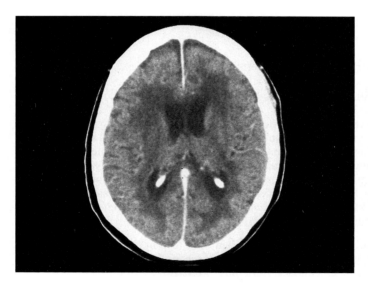

Bild 1.1
Sehen und Messen. In beiden Aufnahmen ist das Auflösungsvermögen gleich.
Die untere erscheint jedoch schärfer durch zugemischtes feinkörniges Rauschen

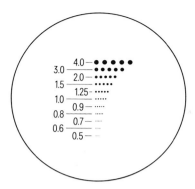

Plexiglas ∅200 mm; 15 mm stark
Lochabstand wie Durchmesser

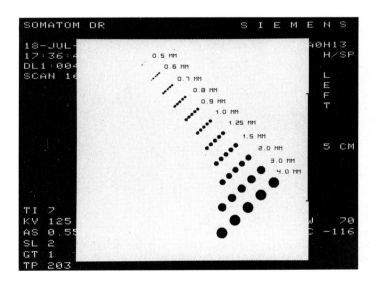

Bild 1.2
Bohrlochtest zur Bestimmung der Grenzauflösung

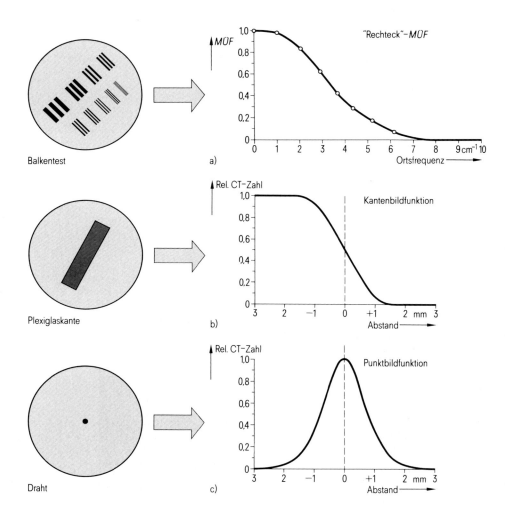

Ähnlich eingeschränkt in ihrer Aussage ist die Angabe der Grenzfrequenz der Modulationsübertragungsfunktion (MÜF, Bild 1.3).

Hier besteht ein besonderes Problem bereits in der jeweiligen Definition des Begriffes Grenzfrequenz. Als Grenzfrequenz wird je nach Hersteller die Frequenz angegeben, bei der die MÜF den Wert 0,05 oder 0,04 oder 0,02 hat. Wie das Ergebnis der Bohrlochtestaufnahme liefert die Angabe der Grenzfrequenz keine Aussage über die Wiedergabe größerer Objekte als dem Grenzdurchmesser bzw. der Grenzfrequenz entsprechend. Man erhält

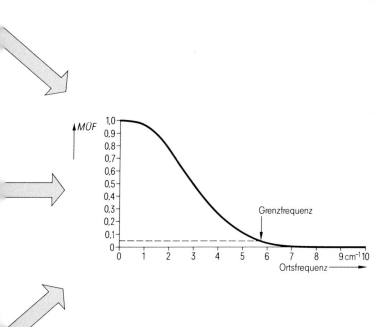

Bild 1.3
Unterschiedliche Wege zur Bestimmung der Modulationsübertragungsfunktion

nur eine Information über die MÜF des Systems im Bereich der höchsten noch von der Anlage übertragenen Frequenz. Der diagnostisch häufig wichtigere Teil der MÜF im Bereich der mittleren Frequenzen (2 bis 3 cm^{-1}) wird außer acht gelassen.

Als einzige vollständige Information zum geometrischen Auflösungsvermögen ist also die Angabe der Modulationsübertragungsfunktion anzusehen. Aber auch hier sind Unterschiede zu beachten, die auf das verwendete Meßverfahren zurückzuführen sind.

Zur Bestimmung der MÜF werden in der CT im wesentlichen drei Methoden angewendet (Bild 1.3):

▷ »direkte« Messung der MÜF mit Hilfe eines Balkentests (Bild 1.3a),

▷ Berechnung der MÜF aus der mit Hilfe z. B. eines Plexiglasblockes in einem Wasserphantom bestimmten Kantenbildfunktion (Bild 1.3b), und

▷ Berechnung der MÜF aus der mit Hilfe eines Drahtphantoms ermittelten Punktbildfunktion (Bild 1.3c).

Die Auswertung einer Balkentest-Aufnahme liefert den Bildkontrast bzw. normierten Bildkontrast als Funktion der Ortsfreqenz zunächst nur für rechteckförmige Modulation. Dies entspricht nicht der Definition der MÜF, die sinusförmige Modulation annimmt.

Da entsprechende Testobjekte nur schwer herstellbar sind, begnügt man sich in der Praxis mit dem Rechteck-Test, muß dann aber die damit erhaltene »Rechteck«-MÜF einer Korrekturrechnung unterwerfen, um zur eigentlichen MÜF zu gelangen [2]. Unterläßt man diese Korrektur, so liefert dieses Verfahren zu günstige Werte; denn bei gleicher Grundfrequenz liefert eine Rechteck-Modulation einen höheren Kontrast als eine Sinus-Modulation, da bei gleicher Amplitude und Frequenz die Fläche unter einer Halbwelle einer Rechteckkurve größer ist als unter einer Halbwelle einer Sinuskurve. Daneben besteht bei der CT-Aufnahme eines Balkentests stets die Gefahr, daß das Resultat durch CT-typische Nachbarschaftseffekte und eventuelle Unvollkommenheiten der Aufhärtungskorrektur beeinflußt wird.

Die Bestimmung der MÜF aus dem Bild z. B. einer Plexiglaskante unterliegt einer sehr ähnlichen Problematik: Aufhärtungsfehler und Nachbarschaftseffekte verfälschen das Kantenbild und damit auch die resultierende MÜF. Diese Probleme entfallen bei der Ermittlung der Punktbildfunktion aus der Aufnahme eines sehr dünnen Drahtes (z. B. von 0,1 mm Durchmesser) aus einem Material mit extrem hohem Strahlenschwächungsvermögen (z. B. Wolfram). Der Draht kann in Luft gespannt sein, so daß sich jede Aufhärtungskorrektur erübrigt und außerdem eine praktisch rauschfreie Aufnahme entsteht. Das Bildergebnis wird nur noch von der Aufnahmegeometrie und dem Bildrekonstruktionsalgorithmus bestimmt und liefert somit auch die geringsten Fehler bei der Bestimmung der MÜF. Grundvoraussetzung für die Anwendbarkeit dieser Methode zur Bestimmung der MÜF ist allerdings das Bestehen einer Möglichkeit, den Draht mit Hilfe des CT-Gerätes so abzubilden, daß die Größe der rekonstruierten Bildpunkte gegenüber der Ausdehnung der Punktbildfunktion vernachlässigbar klein bleibt. Andernfalls ergeben sich einfach nicht genügend viele Meßpunkte für die Punktbildfunktion und das Ergebnis der weiteren Verarbeitung der Meßdaten wird unsicher. Ist die genannte Grundvoraussetzung erfüllt, so sollte die MÜF mit Hilfe einer Drahtaufnahme bestimmt werden.

1.2.2 Einfluß der Aufnahmegeometrie auf die Auflösung

Die Auflösung in der Schichtebene wird wesentlich durch die effektive Breite (»Streifenbreite«) der einzelnen Meßstrahlenbündel bestimmt (Bild 1.4). Die effektive Streifenbreite s_{gesamt} ist festgelegt durch den Beitrag s_F der Brennfleckgröße f; die wirksame Detektorbreite s_D und die Verwischung s_B infolge der Brennfleckbewegung während der Meßdauer für einen Meßwert und die Abstandsverhältnisse zwischen Brennfleck, Detektor und Meßort. Als Meßort wird die Meßfeldmitte angenommen. Wie die Darstellung im

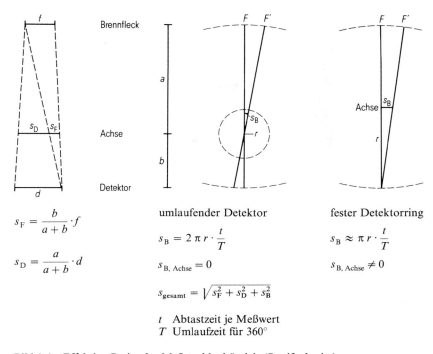

Bild 1.4 Effektive Breite des Meßstrahlenbündels (Streifenbreite)

$s_F = \dfrac{b}{a+b} \cdot f$

$s_D = \dfrac{a}{a+b} \cdot d$

umlaufender Detektor

$s_B = 2\pi r \cdot \dfrac{t}{T}$

$s_{B,\text{Achse}} = 0$

fester Detektorring

$s_B \approx \pi r \cdot \dfrac{t}{T}$

$s_{B,\text{Achse}} \neq 0$

$s_{\text{gesamt}} = \sqrt{s_F^2 + s_D^2 + s_B^2}$

t Abtastzeit je Meßwert
T Umlaufzeit für 360°

Bild 1.4 zeigt, liefert an dieser Stelle die Brennfleckbewegung bei CT-Geräten (wie z. B. dem SOMATOM), deren Detektorsystem gemeinsam mit der Röhre um das Aufnahmeobjekt bewegt wird, keinen Beitrag zur Streifenbreite, wohl aber bei CT-Geräten mit feststehendem Detektorring (vgl. 2.2).

Bei gegebenen Abstandsverhältnissen bestehen zwei – auch miteinander kombinierbare – Möglichkeiten zum Verringern der Streifenbreite und damit zum Verbessern des geometrischen Auflösungsvermögens: das Verwenden eines kleineren (eventuell umschaltbaren) Brennflecks und das Verkleinern der Detektorapertur (z. B. durch zusätzliche Blenden). Die Verwendung eines kleineren Brennflecks bedeutet allerdings zugleich eine Verringerung der zur Verfügung stehenden Röntgenröhrenleistung, und eine Verkleinerung der wirksamen Detektorfläche bei unverändertem Detektorraster geht mit einer Verschlechterung der Dosisnutzung einher.

Bei der Beurteilung von Angaben zur geometrischen Auflösung ist also stets auch zu berücksichtigen, auf welche Weise die entsprechenden Daten vom jeweiligen CT-System erreicht werden.

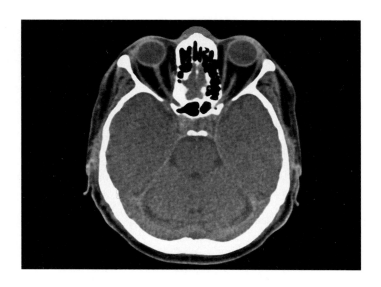

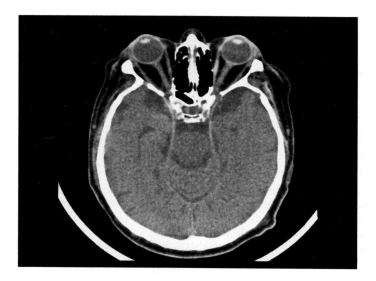

Bild 1.5a
Auswirkungen einer Verringerung der Streifenbreite auf das Bild.
Beide Aufnahmen entstanden an einem SOMATOM (oben mit Standard-Detektor, unten mit hochauflösendem Detektor)

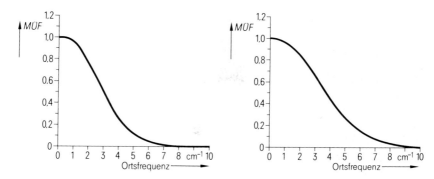

Bild 1.5b
Auswirkungen einer Verringerung der Streifenbreite auf die MÜF.
Links mit Standard-Detektor, rechts mit hochauflösendem Detektor

Die Auswirkungen einer Verringerung der Streifenbreite demonstriert Bild 1.5. Dort sind zwei Schädelaufnahmen mit nahezu gleicher Schichtlage einander gegenübergestellt, die an einem SOMATOM mit Standard-Detektor (512 Elemente im Winkelabstand 5') bzw. an einem SOMATOM mit hochauflösendem Detektor (704 Elemente im Winkelabstand 3,6') unter sonst gleichen Aufnahme- und Rekonstruktionsbedingungen gewonnen wurden. Zusätzlich zeigt Bild 1.5 die zugehörigen Modulationsübertragungsfunktionen.

1.2.3 Einfluß des Algorithmus auf die Auflösung

Neben der Streifenbreite bestimmt der zur Bildrekonstruktion verwendete Algorithmus wesentlich die Auflösung in der Schichtebene.

Die meisten CT-Systeme bieten die Möglichkeit, bei unveränderter Meßgeometrie die geometrische Auflösung in der Schichtebene durch Wahl unterschiedlicher Algorithmen zu variieren (Bild 1.6). Während der Standard-Algorithmus i.allg. die durch die Meßstreifenbreite gegebene Auflösungsgrenze bei weitem nicht realisiert, läßt sich mit kantenbetonenden Algorithmen die Auflösung sehr nahe an diese Grenze steigern.

Die Verwendung eines kantenbetonenden Algorithmus bringt jedoch zwei große Nachteile mit sich: Das Rauschen im Bild wird je nach Grad der Kantenbetonung z.T. erheblich stärker und die CT-Zahlen der einzelnen Objektdetails werden verfälscht, was die quantitative Auswertbarkeit des CT-Bildes einschränkt. Bei Aufnahmen zur Darstellung der Morphologie hochkontrastiger Objektstrukturen (z.B. Aufnahmen des Innenohrs) stören diese beiden Einschränkungen allerdings nicht, so daß hier die kantenbetonenden Algorithmen angewendet werden können.

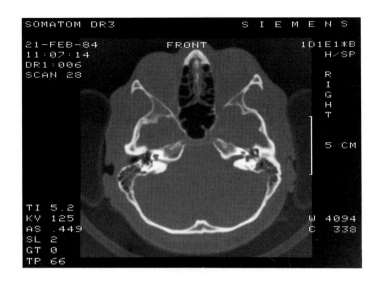

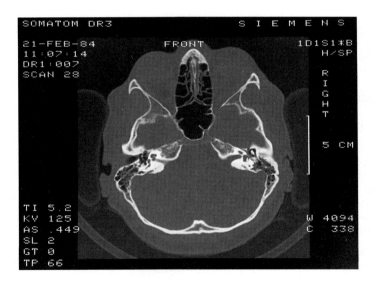

Bild 1.6 a
Einfluß des Bildrekonstruktionsalgorithmus auf die Auflösung. Beide Aufnahmen wurden aus demselben Meßdatensatz rekonstruiert, und zwar die obere mit dem Standard-Algorithmus und die untere mit einem hochauflösenden

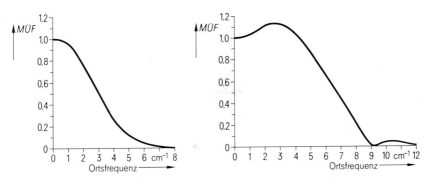

Bild 1.6 b
Einfluß des Bildrekonstruktionsalgorithmus auf die $MÜF$.
Links Standard-Algorithmus, rechts hochauflösender Algorithmus

Wegen der oben aufgezeigten Nachteile ist es daher zur richtigen Einschätzung von Auflösungsangaben stets erforderlich, auch die Art der benutzten Algorithmen zu berücksichtigen, d. h. bei einem Gerätevergleich darf man nicht Algorithmen ohne Kantenbetonung solchen mit Kantenanhebung gegenüberstellen.

1.2.4 Einfluß der Matrix auf die Auflösung

Aus technischen Gründen und aus Kostengründen können bei der Bildrekonstruktion nicht beliebig viele Bildelemente berechnet werden. Beim SOMATOM DR beträgt die Anzahl der Bildmatrixelemente entweder 512 x 512 oder 256 x 256. Bild 1.7 demonstriert den Unterschied zwischen den beiden Matrixgrößen an einer Schädelaufnahme, wobei der gleiche Meßdatensatz einmal als Bild mit 256 x 256 Elementen (Bild 1.7 oben) und einmal als Bild mit 512 x 512 Elementen (Bild 1.7 unten) rekonstruiert wurde. Im Weichteilbereich bemerkt ein Betrachter keinen nennenswerten Unterschied zwischen beiden Aufnahmen, wohl aber beim Vergleich der Knochenkonturen, die mit der 512 x 512-Matrix deutlich glatter wiedergegeben werden. Der mit der 256 x 256-Matrix darstellbare Ortsfrequenzbereich genügt also in diesem Beispiel zur einwandfreien Wiedergabe der relativ groben Weichteilstrukturen, jedoch nicht zur vollkommenen Abbildung des starken Kontrastsprungs an den Knochenkanten, die allerdings bei der Weichteildiagnostik auch kaum relevant sein wird.

Die begrenzte Anzahl von Bildpunkten wird mindestens dann die Auflösung des CT-Bildes begrenzen, wenn die aufs Objekt bezogene Größe des einzelnen Matrixelements größer als das kleinste vom Meßsystem her auflösbare Detail ist. Will man den auflösungsbegrenzenden Einfluß der Matrix aus-

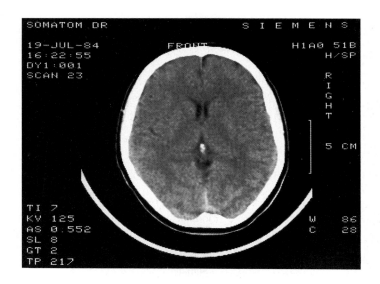

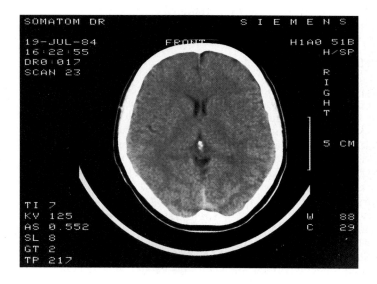

Bild 1.7
Einfluß der Matrix auf die Auflösung. Die wiedergegebenen Bilder wurden aus demselben Meßdatensatz mit demselben Algorithmus als 256 x 256-Matrix (oben) bzw. als 512 x 512-Matrix (unten) rekonstruiert

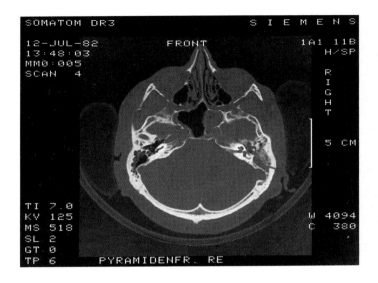

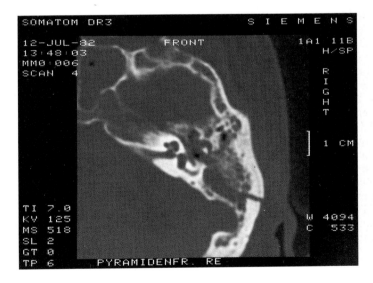

Bild 1.8
Einfluß des Abbildungsmaßstabes auf die Auflösung. Beide Aufnahmen wurden aus demselben Meßdatensatz mit demselben Algorithmus, jedoch mit unterschiedlichem Zoom-Faktor (oben 2.5, unten 6.0) rekonstruiert

schalten, so muß man dafür Sorge tragen, daß der diagnostisch interessante Objektbereich so auf die Matrix abgebildet wird, daß die Matrixelemente klein gegenüber den interessierenden Objektstrukturen bzw. dem kleinsten vom Meßsystem her auflösbaren Detail werden. Dazu bietet das SOMATOM durch die Möglichkeit der Wahl des Zoom-Faktors zwischen 1 und 10 und eines beliebigen Rekonstruktionszentrums alle Voraussetzungen. Mit der 256x256-Matrix läßt sich dann die gleiche Auflösung erzielen wie mit der 512x512-Matrix. Allerdings benötigt man dafür einen doppelt so großen Zoom-Faktor wie bei der 512x512-Matrix, um die gleiche Bildelementgröße – auf das Objekt bezogen – zu erreichen (d.h., die 512x512-Matrix ermöglicht es, einen größeren Objektbereich als die 256x256-Matrix ohne Auflösungsbegrenzung durch die Matrix wiederzugeben).

In der klinischen Praxis ist es oft erforderlich, in einem Bild den gesamten Objektquerschnitt für Orientierungszwecke wiederzugeben und in einem zweiten Bild den diagnostisch wichtigen Objektbereich mit optimaler Auflösung darzustellen (Bild 1.8). Hierfür ist es dann sehr vorteilhaft, wenn das CT-System die Möglichkeit zu einer wiederholten, schnellen Bildrekonstruktion aus den Rohdaten bietet, wie dies beim SOMATOM der Fall ist.

1.2.5 Empfindlichkeitsprofil, Schichtdicke und Dosisprofil

Häufig wird bei der Erörterung des geometrischen Auflösungsvermögens eines CT-Systems die Auflösung in der Schichtebene völlig getrennt von der Auflösung senkrecht zur Schichtebene behandelt. Beide müssen jedoch in einem ausgewogenen Verhältnis zueinander stehen; denn welchen Sinn hat es, wenn in der Schichtebene z.B. eine zehnmal bessere Auflösung als senkrecht dazu erreicht wird. Das einem Bildelement entsprechende Volumenelement (Bild 1.9) erinnert dann in seiner Gestalt an ein Streichholz, d.h., die Schwächungseigenschaften des Aufnahmeobjekts werden in Schichtdickenrichtung über einen unverhältnismäßig größeren Bereich gemittelt als in der Schichtebene. Unter solchen Umständen läßt sich das hohe Auflösungsvermögen in der Schichtebene nur dann nutzen, wenn die abzubildenden Objektstrukturen im wesentlichen parallel zur Systemachse verlaufen, und dies wird bei CT-Untersuchungen am Menschen sehr selten der Fall sein. Bild 1.10 zeigt an einem einfachen Beispiel den Einfluß der Schichtdicke auf die Auflösung in der Schichtebene.

Eine hohe Auflösung in der Schichtebene muß mit einer möglichst geringen Schichtdicke gepaart sein. Aus technischen Gründen und mit Rücksicht auf die Strahlenbelastung des Patienten sind allerdings extrem dünne Schichten (unter einem Millimeter) kaum noch realisierbar (vgl. 1.3). Die Schichtdicke wird i.allg. als die Halbwertsbreite des Empfindlichkeitsprofils definiert. Dieses gibt an, mit welchem Kontrast ein in Schichtdickenrichtung extrem dünnes Objektdetail in Abhängigkeit von seiner Lage längs einer zur Systemachse parallelen Achse abgebildet wird. Ein- und derselben Schichtdicke können also stark unterschiedliche Formen des Empfindlichkeitsprofils zugrundeliegen (Bild 1.11). Weil der Verlauf des Empfindlichkeitsprofils einige wichtige Systemeigenschaften bestimmt, benötigt man neben der Schichtdicke auch den Verlauf des Empfindlichkeitsprofils zur Beurteilung der Bildqualität eines CT-Systems: Je steiler die Flanken des Empfindlichkeitsprofils verlaufen, desto geringer wird der Beitrag der Nachbarschichten zum Bild der Schicht und das Auftreten von Teilvolumenartefakten durch nur am Rande der Schicht erfaßte Objektdetails sein.

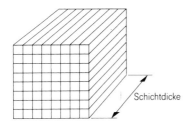

Bild 1.9
Streichholzförmige Volumenelemente bei einem Mißverhältnis zwischen Auflösung in der Schichtebene und Schichtdicke

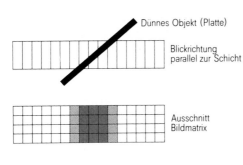

Bild 1.10
Einfluß der Schichtdicke auf die Auflösung bei nicht achsenparallel verlaufenden Objektdetails

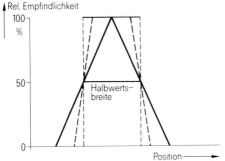

Bild 1.11
Gleiche Schichtdicke bei verschiedenen Empfindlichkeitsprofilen

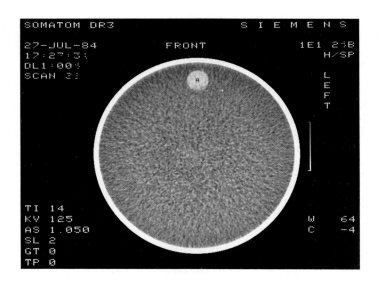

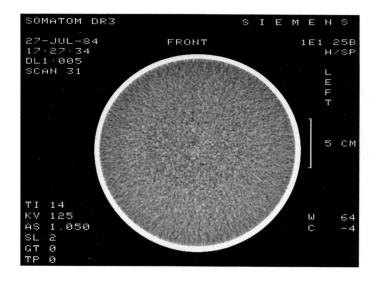

Bild 1.12 a
Beiträge aus Nachbarschichten bei stark trapezförmigem (oben) und nahezu rechteckförmigem (unten) Empfindlichkeitsprofil

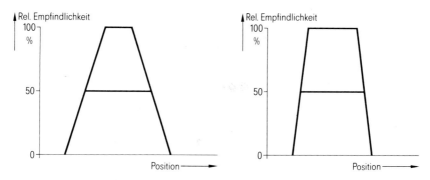

Bild 1.12 b
Empfindlichkeitsprofile zu den Aufnahmen in Bild 1.12 a

Bild 1.12 demonstriert dies an zwei Aufnahmen eines Phantoms mit achsenparallelen zylindrischen Einsätzen. Beide Aufnahmen wurden bei unveränderter Position des Phantoms mit gleicher Schichtdicke, aber unterschiedlichem Empfindlichkeitsprofil gewonnen. Der außerhalb der Schicht angeordnete, mit seiner Endfläche gerade noch die Schicht (bei nahezu rechteckförmigem Empfindlichkeitsprofil) tangierende Zylinder A wird beim stark trapezförmigem Empfindlichkeitsprofil (Bild 1.12 a oben) mit abgebildet, jedoch nicht mehr beim nahezu rechteckförmigen Empfindlichkeitsprofil (Bild 1.12 a unten).

Man strebt also ein möglichst rechteckiges Schichtprofil an. Unter der in der Praxis schon nicht erfüllbaren Annahme, daß die lokale Empfindlichkeit des Detektors in Achsenrichtung konstant ist, läßt sich ein rechteckiges Empfindlichkeitsprofil nur mit einem in Achsenrichtung unendlich kleinen Brennfleck erreichen, wenn man zur Einstellung der Schichtdicke nur eine Einblendung zwischen Brennfleck und Patient, nicht aber zwischen Patient und Detektor vornimmt (Bild 1.13). Ein realer Brennfleck hat jedoch eine endliche Ausdehnung und erzeugt daher am Rande des eingeblendeten Strahlenbündels eine Halbschattenzone, die ohne zusätzliche Maßnahmen zu einem entsprechend flacheren Anstieg des Empfindlichkeitsprofils führt.

Diesen Anstieg kann man bei gegebener Brennfleckausdehnung nur dadurch steiler machen, daß man, wie in Bild 1.13 gezeigt, vor dem Detektor eine Blende anbringt, die den Halbschattenbereich ganz oder teilweise abblendet. Neben diesem positiven Effekt auf das Empfindlichkeitsprofil bewirkt diese Blende außerdem, daß das wirksame Strahlenbündel zwischen Brennfleck und Detektor weniger divergiert. So wird eine bessere Übereinstimmung entgegengesetzt gerichteter Projektionen erzielt, weil außerhalb der Achse auch die nur teilweise in der Schicht liegenden Objekte gleichmäßiger bewertet werden (Bild 1.14).

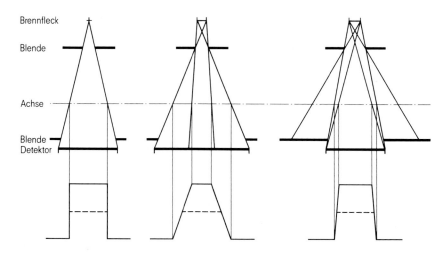

Bild 1.13
Erzeugung eines möglichst rechteckförmigen Empfindlichkeitsprofils durch geeignete detektornahe Einblendung des Strahlenbündels

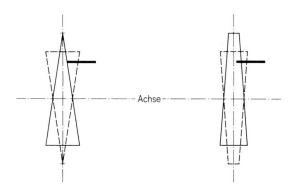

Bild 1.14
Übereinstimmung entgegengerichteter Projektionen bei unterschiedlicher Divergenz des Meßstrahlenbündels in Achsenrichtung

Wegen der oben genannten Vorteile, die sich besonders bei dünnen Schichten bemerkbar machen, ist das SOMATOM mit einer solchen detektorseitigen Blende zum Einstellen der Schichtdicke ausgestattet. Allerdings bewirkt eine solche Blende, daß Strahlung, die den Patienten in der Halbschattenzone durchdrungen hat, nicht vom Detektor erfaßt wird und somit nicht zum Bild beiträgt. Das Empfindlichkeitsprofil und das Dosisprofil, d. h. die Dosisverteilung längs der Systemachse, stimmen nicht überein (Bild 1.15). Dies äußert sich z.B. in der Erhöhung der Oberflächendosis bei der Aufnahme einer Serie unmittelbar benachbarter Schichten im Vergleich zu der Aufnahme einer Einzelschicht. Der Faktor, um den sich die Dosis dabei erhöht, wird als Aufbaufaktor bezeichnet. Für CT-Systeme, die aufgrund ihrer Konstruktion (ohne detektorseitige Schichteinblendung) eine weitgehende Übereinstimmung von Empfindlichkeits- und Dosisprofil aufweisen, liegt der Aufbaufaktor jedoch ebenfalls nicht beim Idealwert 1, sondern deutlich darüber, weil auch die Streustrahlung zum Aufbaufaktor beiträgt. Die Erhöhung des Aufbaufaktors durch die Verwendung einer detektorseitigen Schichteinblendung ist also nicht so groß, wie aus idealisierten Betrachtun-

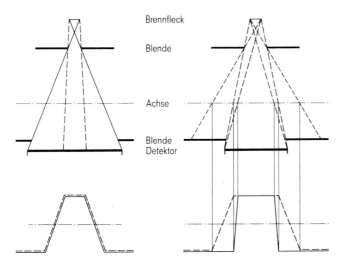

Bild 1.15
Empfindlichkeits- und Dosisprofil ohne (links) und mit (rechts) Strahleneinblendung zwischen Objekt und Detektor

gen zunächst zu schließen wäre, besonders dann nicht, wenn, wie beim SOMATOM, ein ausgewogener Kompromiß gewählt und auf die totale Ausblendung der Halbschattenzone verzichtet wird, so daß Dosis- und Empfindlichkeitsprofil in ihrer Halbwertsbreite nur unwesentlich voneinander abweichen.

Beim Vergleich von CT-Geräten sagt der Dosisaufbaufaktor als isolierte Größe nur wenig aus; er beschreibt nur einen Teil der gesamten Patientendosis-Effizienz eines CT-Systems. Unberücksichtigt bleibt z. B. folgende Überlegung: Ein relativ großer Brennfleck, der eine breite Halbschattenzone und daher bei Ausblendung dieser Halbschattenzone einen entsprechend großen Dosisaufbaufaktor bewirkt, erlaubt wegen der höheren elektrischen Belastbarkeit eine stärkere Vorfilterung der Strahlung bei gleichem Signal am Detektor. Dadurch läßt sich die Strahlenbelastung des Patienten bei richtiger Dimensionierung von Filter und Brennfleck mindestens ebenso stark reduzieren wie der Aufbaufaktor bei Verwendung des großen Brennflecks gegenüber einem kleinen Brennfleck mit Mindestfilterung ansteigt.

Der Dosisaufbaufaktor muß daher stets zusammen mit den absoluten Dosiswerten und den erreichten Auflösungs- und Rauschwerten betrachtet werden. Ein wesentlich besseres Maß zur Beurteilung der Dosisverhältnisse stellt der CT-Dosisindex (CTDI) dar. Der CT-Dosisindex ist der Quotient aus dem Längendosisprodukt – dem Integral der lokalen Dosis über das gesamte Dosisprofil in Achsenrichtung – und der Schichtdicke. Die Verwendung des CTDI schließt dann auch jede mögliche Verwirrung (wie z. B. aufgrund unterschiedlicher Schichtanzahl) bei Angaben des Aufbaufaktors aus.

1.3 Rauschen und Rauschstruktur

Neben der geometrischen Auflösung ist das Bildrauschen der am häufigsten untersuchte und erfragte Parameter der Bildqualität; er wird verursacht und beeinflußt durch zahlreiche Größen und Prozesse, worunter das Quantenrauschen der im Detektor erfaßten Röntgenstrahlung, das durch elektronische Bauelemente verursachte Rauschen und der Rekonstruktionsalgorithmus die wichtigsten sind.

Das Quantenrauschen der gemessenen Strahlung wird bestimmt durch die von der Röhre abgegebene Dosis, die verwendete Filterung, die gewählte Schichtdicke, die Strahlenschwächung im Objekt und durch das Absorptionsvermögen des Detektors.

1.3.1 Bildpunktrauschen und Flächenrauschen

Häufig ist mit der Frage nach dem Rauschen nur das Bildpunktrauschen gemeint, d. h. die Standardabweichung der CT-Werte im Bild eines homogenen Phantoms innerhalb einer Testfläche vorgegebener Größe und Form. Diese – wohl wegen ihrer einfachen Meßbarkeit – sehr populäre Rauschgröße sagt für sich allein bei einem Vergleich von CT-Geräten nur sehr wenig aus. Sie ist stets im Zusammenhang mit der geometrischen Auflösung in der Schichtebene, der Schichtdicke, der Dosis und den Schwächungseigenschaften (Dicke, Material) des Testkörpers zu betrachten.

Bild 1.16 demonstriert den Einfluß des verwendeten Algorithmus auf das Rauschen anhand eines mit Hilfe des Standard- und eines mit Hilfe des Hochauflösungsalgorithmus (vgl. 1.2.3) aus ein und demselben Meßdatensatz berechneten Bildes. Der höher auflösende Algorithmus führt auch zu einem stärkeren Rauschen.

Bei einem sorgfältig dimensionierten CT-Gerät ist – von extremen Betriebsbedingungen abgesehen – der Beitrag des elektronischen Rauschens zum Bildrauschen gegenüber dem Beitrag des Quantenrauschens vernachlässigbar. In einem solchen Fall ist das Bildrauschen proportional zum Kehrwert der Wurzel aus der vom Detektor registrierten Dosis, d. h. zum Kehrwert der Wurzel aus der Aufnahmedosis (bei fester Röntgenröhrenspannung und Filterung) und zum Kehrwert der Wurzel aus der Schichtdicke. Das SOMATOM erfüllt dieses Gesetz in einem sehr weiten Bereich. Stellt man bei einem Gerätetest Abweichungen von diesem Gesetz fest (Bild 1.17), so ist daraus zu schließen, daß in dem geprüften Gerät bei den gewählten Aufnahmebedingungen neben dem Quantenrauschen zusätzliche Rauschquellen wirksam sind.

Das Bildpunktrauschen ist im wesentlichen eine Meßgröße, die es ermöglicht, ohne großen Aufwand, nur durch Vergleich mit vorangegangenen Messungen, eine Zustandskontrolle an einem einzelnen Gerät oder an mehreren Geräten ein und desselben Modells vorzunehmen. Will man hingegen eine Aussage darüber gewinnen, mit welcher Sicherheit bei verschiedenen Gerätetypen ein Objekt gegebener Größe und mit gegebenem Kontrast gefunden werden kann, so ist zumindest das Flächenrauschen zu ermitteln (d. h. die Standardabweichung der mittleren CT-Zahlen in kleinen, dem interessierenden Objekt entsprechenden Testflächen im Bild eines homogenen Phantoms). Nur auf diese Weise läßt sich nämlich dem Umstand Rechnung tragen, daß das Bildpunktrauschen von Bildelement zu Bildelement nicht unabhängig ist, sondern in Wechselbeziehung steht. Diese Korrelation der Rauschwerte rührt daher, daß aufgrund des Rekonstruktionsvorgangs jeder Meßwert (wenn auch mit unterschiedlichem Gewicht) zu jedem Bildelement beiträgt. Die unmittelbare Folge davon ist die in jedem CT-Bild sichtbare Struktur des Rauschens.

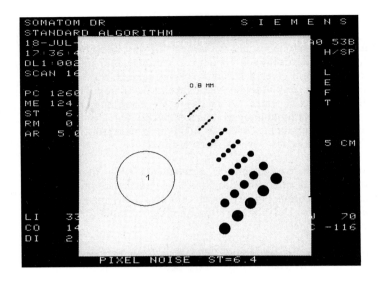
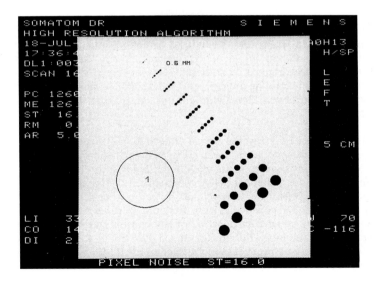

Bild 1.16
Rauschen und Auflösung bei unterschiedlichen Algorithmen. Beide Aufnahmen wurden aus demselben Meßdatensatz rekonstruiert. Der Algorithmus mit der geringeren Auflösung (oben) liefert auch ein geringeres Rauschen als der höher auflösende Algorithmus (unten)

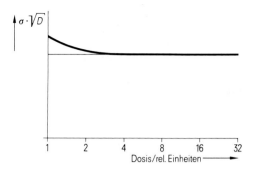

Bild 1.17
Produkt aus Rauschen und Quadratwurzel aus der Dosis als Funktion
der Dosis bei Vorliegen zusätzlicher Rauschquellen neben dem Quantenrauschen.
Ohne zusätzliche Rauschquellen wäre dieses Produkt konstant

1.3.2 Rauschstruktur und Bildeindruck

Die im Bild sichtbare Rauschstruktur beeinflußt in großem Maße den Schärfeeindruck, den ein Betrachter beim Auswerten eines CT-Bildes empfindet: Ein grobkörniges Rauschen erweckt beim Betrachter den Eindruck der Unschärfe, auch wenn das geometrische Auflösungsvermögen des Gerätes gut ist; ein feinkörniges Rauschen hingegen täuscht selbst dann Schärfe vor, wenn die Auflösung im Bild herabgesetzt ist. Bild 1.1 demonstriert dies aufgrund eines Experiments. Ein rein visuelles Beurteilen wäre unter den in diesem Experiment simulierten Bedingungen verhängnisvoll. Als Beurteilungskriterium muß also eine objektive Messung hinzukommen.

1.3.3 Rauschstruktur und Objektform

Der Querschnitt des menschlichen Körpers kann angenähert als elliptisch angenommen werden. Aus dieser Form resultiert eine für CT-Bilder typische Rauschstruktur, die an einer CT-Aufnahme eines zylindrischen Wasserphantoms demonstriert ist (Bild 1.18). Deutlich sind radial verlaufende unscharfe Gebilde am Objektrand zu erkennen. Dieses Rauschmuster rührt daher, daß das Objekt zum Rand hin immer dünner wird und somit längs einer Sekante die Strahlung weniger geschwächt wird als längs eines Durchmessers. In zueinander senkrechten Richtungen enthält das Meßsignal dadurch stark unterschiedliches Quantenrauschen, das sich dann in den geschilderten Strukturen bemerkbar macht.

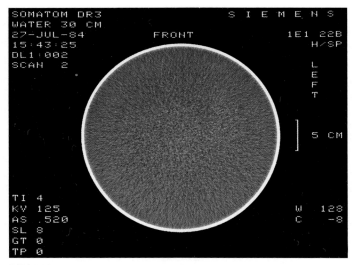

Bild 1.18
Radial verlaufende Rauschstrukturen als Folge unterschiedlicher Rauschbeiträge der zentral und peripher das Objekt durchdringenden Meßstrahlenbündel

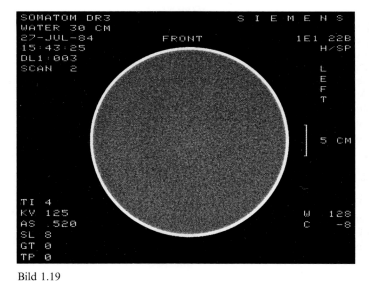

Bild 1.19
Unterdrückung der radialen Rauschstrukturen durch Einsatz eines an das Objekt angepaßten Formfilters, hier in einem Simulationsexperiment jedoch durch entsprechende rechnerische Anhebung des Rauschens in den peripheren Meßsignalen vor der Bildrekonstruktion

Man kann durch die Verwendung eines an den Körperquerschnitt angepaßten Formfilters die Strahlung in allen Meßstrahlenbündeln nahezu gleichmäßig schwächen und so ein Auftreten der genannten Rauschstrukturen unterdrücken. Bild 1.19 zeigt dies an den Resultaten eines Simulationsexperiments. Auf ein Formfilter wurde beim SOMATOM bewußt verzichtet, denn neben dem Vorteil für die Bildqualität (weniger Rauschstrukturen) bringt es auch erhebliche Nachteile für die Bildqualität mit sich, insbesondere mangelhafte Homogenität des Bildes bei ungenügender oder nicht möglicher Anpassung des Formfilters an das Objekt (vgl. 1.5.2).

1.4 Kontrast-Detail-Diagramm

Die Modulationsübertragungsfunktion beschreibt lediglich das geometrische Auflösungsvermögen, und das Flächenrauschen ermöglicht Aussagen über das zu erwartende Dichteauflösungsvermögen. Eine Information über das Auflösungsvermögen hinsichtlich der Größe und der Dichteunterschiede von Objektdetails zugleich liefert das Kontrast-Detail-Diagramm [3] (Beispiel Bild 1.20). Alle Objektdetails, deren Kontrast- und Durchmesser-Koor-

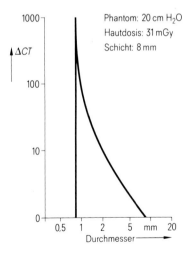

Bild 1.20
Typisches Kontrast-Detail-Diagramm
Bei Verwendung der zur Ermittlung dieses Diagramms gewählten Aufnahmeparameter sind nur die Objektdetails darstellbar, deren Kontrast- und Durchmesserkoordinaten sich oberhalb der eingezeichneten Grenzlinie schneiden

dinaten sich auf oder oberhalb der in diesem Diagramm eingezeichneten Kurve schneiden, sind darstellbar, die anderen dagegen nicht. Wegen dieser umfassenden Aussage kommt dem Kontrast-Detail-Diagramm bei der Beurteilung der Bildqualität eines CT-Geräts eine zentrale Bedeutung zu. Die Bestimmung des Kontrast-Detail-Diagramms muß daher mit großer Sorgfalt und so objektiv wie möglich erfolgen.

1.4.1 Kontrast und Kontrastunterscheidungsvermögen

Beim klassischen Verfahren zur Bestimmung eines Kontrast-Detail-Diagramms benutzt man ein zylindrisches Phantom mit Bohrlochgruppen (Bild 1.21) ähnlich wie beim Bohrlochtest zur Bestimmung der geometrischen Grenzauflösung. Hier kann jedoch der Kontrast der Bohrlöcher gegenüber der Umgebung durch Füllung des Phantoms mit Flüssigkeiten unterschiedlichen Schwächungsvermögens variiert werden.

Bei der Verwendung eines derartigen Phantoms zum Vergleich der Kontrast-Detail-Diagramme verschiedener CT-Geräte wird häufig die Annahme gemacht, bei gegebener Füllung liefere das Phantom in den verschiedensten CT-Geräten den gleichen Kontrast. Wie Bild 1.22 anhand zweier Aufnahmen ein und desselben Phantoms mit zwei verschiedenen Röntgenröhrenspannungen an ein und demselben Gerät demonstriert, ist diese Annahme meist unzulässig: Der Kontrast hängt stark von der Strahlenqualität (vgl. 2.5.1) ab, und in den verschiedenen CT-Systemen werden unterschiedliche Strahlenqualitäten benutzt.

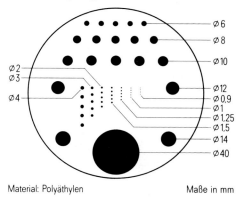

Bild 1.21
Phantom zur Bestimmung des Kontrast-Detail-Diagramms

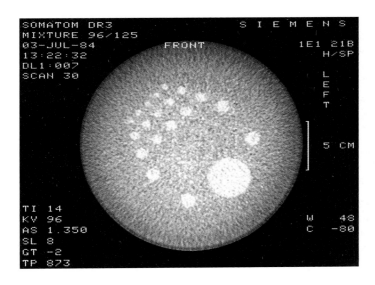

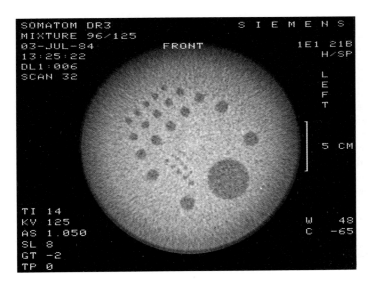

Bild 1.22
Abhängigkeit des Kontrastes der Phantomfüllung von der Strahlenqualität. Dasselbe Phantom wurde bei unveränderter Füllung mit zwei verschiedenen Röntgenröhrenspannungen (oben 96 kV, unten 125 kV) aufgenommen.

Man muß also jeweils den mit der Füllung tatsächlich erzielten Kontrast mit genügend großen Meßflächen im Bild des Phantoms sorgfältig bestimmen und dann den Durchmesser der im Bild gerade noch erkennbaren Testbohrungen für diesen Wert des Kontrasts ins Kontrast-Detail-Diagramm eintragen.

Nur so ist eine genügend scharfe Trennung zwischen Aussagen über den für das Phantom in den einzelnen CT-Geräten erzielten Kontrast und Aussagen über das jeweilige Kontrastunterscheidungsvermögen sicherzustellen.

Diese Trennung ist erforderlich, denn der Kontrast wird durch die Strahlenqualität, das Kontrastunterscheidungsvermögen hingegen durch das Rauschverhalten des jeweiligen Geräts bestimmt.

Das Risiko einer unzureichenden Differenzierung zwischen Kontrast und Kontrastunterscheidungsvermögen und zugleich auch die durch die visuelle und damit subjektive Auswertung der Aufnahmeergebnisse bedingte Unsicherheit des klassischen Verfahrens zur Bestimmung des Kontrast-Detail-Diagramms lassen sich vermeiden durch Verwendung einer neuartigen, von uns vorgeschlagenen Methode [4]. Bei dieser Methode wird das Kontrast-Detail-Diagramm aus der Modulationsübertragungsfunktion und aus dem Rauschen im Bild eines homogenen Phantoms (Wasserphantoms) bestimmt: Aus der MÜF kann man bei gegebenem Objektkontrast für eine dem Bohrlochphantom entsprechende Anordnung von Testkörpern den Bildkontrast als Funktion des Objektdurchmessers für eine rauschfreie Abbildung berechnen. Aus der Wasserphantomaufnahme läßt sich das Rauschen des Kontrasts der Testkörper gegenüber der Umgebung entnehmen. Dieses Rauschen gleicht nämlich dem Rauschen der Differenz der sich innerhalb benachbarter Kreisflächen an verschiedenen Stellen im Bild des Wasserphantoms ergebenden mittleren CT-Zahlen, wenn der Durchmesser dieser Kreisflächen dem der Testobjekte entspricht. Der Quotient aus dem so ermittelten Rauschen und dem berechneten Bildkontrast ist proportional zu dem für eine Erkennbarkeit der jeweiligen Testobjekte erforderlichen Mindestkontrast, der im Kontrast-Detail-Diagramm als Funktion des Objektdurchmessers dargestellt wird.

1.4.2 Vergleich von Kontrast-Detail-Diagrammen unterschiedlicher CT-Systeme

Wie das Rauschen, so hängt – bei gegebenem Objektdurchmesser – auch der für eine Erkennbarkeit erforderliche Mindestkontrast $\Delta\,CT$ von der im Detektor wirksamen Dosis ab, und zwar ist er umgekehrt proportional zur Wurzel aus der Dosis. Die Dosis am Detektor wiederum ist proportional zur Oberflächendosis D am Objekt und zur Schichtdicke h. Unterscheiden sich zwei Geräte A und B daher bezüglich der Hautdosis und der Schichtdicke, so kann man eine Vergleichbarkeit der Mindestkontrastwerte mit Hilfe der Formel

$$\Delta CT_A = \Delta CT_B \cdot \sqrt{\frac{D_B \cdot h_B}{D_A \cdot h_A}}$$

herstellen. Ist der für einen gegebenen Objektdurchmesser ablesbare Mindestkontrast im Kontrast-Detail-Diagramm des Geräts A kleiner als ΔCT_A, so hat Gerät A für diesen Objektdurchmesser das bessere Kontrastunterscheidungsvermögen.

Die Vergleichbarkeit ist wesentlich schwieriger herzustellen, wenn die beiden Kontrast-Detail-Diagramme mit Phantomen unterschiedlichen Strahlenschwächungsvermögens (wegen Material- und/oder Dickenunterschieden) gewonnen wurden; denn dann benötigt man eine recht genaue Kenntnis der Strahlenqualität, um die entsprechenden Dosisunterschiede zu ermitteln. Die Faustformel, nach der drei Zentimeter Wasser eine Signaländerung um den Faktor zwei bewirken, kann zu unzulässig hohen Schätzfehlern führen. Kontrast-Detail-Digramme lassen sich nur vergleichen, wenn Dosis und Schichtdicke angegeben sind, das gleiche Meßverfahren und möglichst der gleiche Phantomtyp (Material und Größe) verwendet wurden.

1.5 Homogenität

1.5.1 Homogenität und quantitative Bildauswertung

Eine wichtige Größe, die beim Beurteilen der Bildqualität eines CT-Geräts häufig etwas vernachlässigt wird, ist die Homogenität. Sie gibt an, inwieweit der mittlere CT-Wert eines Materials im Abbild eines homogenen Phantoms über den gesamten Querschnitt konstant ist. Der Grad der Homogenität bestimmt mit, ob ein und dasselbe Gewebe (an verschiedenen Stellen im Querschnittsbild eines Körpers) auch mit derselben mittleren CT-Zahl abgebildet wird. Der Homogenität des CT-Bildes kommt daher bei der quantitativen Bildauswertung eine ganz besondere Bedeutung zu.

Bei der Auswertung der CT-Aufnahmen steht zwar immer noch die Frage nach der Morphologie im Vordergrund, die Bedeutung der quantitativen Bildauswertung im Sinne einer Dichtebestimmung nimmt jedoch ständig zu. Das SOMATOM trägt dieser Entwicklungstendenz durch besonders gute Homogenitätseigenschaften Rechnung (Bild 1.23).

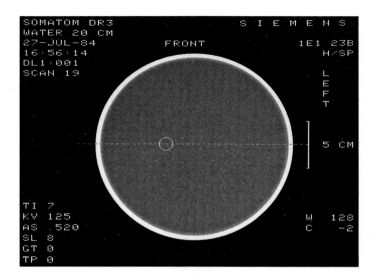

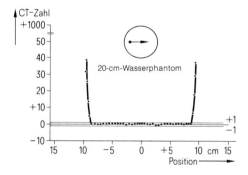

Bild 1.23
Homogenität beim SOMATOM DR
Die Bestimmung der mittleren CT-Zahlen innerhalb einer etwa 1 cm² großen Kreisfläche längs der im Bild des 20-cm-Wasserphantoms eingezeichneten Linie ergibt die im Diagramm dargestellten Werte

1.5.2 Homogenität und Formfilter

Wie bereits im Abschnitt 1.3.3 erwähnt, kann ein an die Größe des Aufnahmeobjekts angepaßtes Formfilter zur Verminderung ästhetisch störender Rauschstrukturen und zur Homogenisierung des Rauschens führen. Zugleich bewirkt ein solches Filter eine Reduzierung des Signalumfangs am Detektor, was bei Detektoren mit begrenztem Aussteuerungsbereich (z. B. wegen Sättigungserscheinungen wie beim Edelgasdetektor, vgl. 2.4) vorteilhaft sein kann.

Andererseits erfordert die Verwendung eines Formfilters bei korrekter Anwendung für jeden Meßkanal eine individuelle Aufhärtungskorrektur, weil jedes Meßstrahlenbündel eine andere Strahlenqualität besitzt. Dies wiederum bedingt einen erheblichen Mehraufwand bei der Meßdatenkorrektur, der i.allg. zu einigen Kompromissen bezüglich der Güte der Aufhärtungskorrektur zwingt. Auch ist es aus technischen Gründen und wegen der hohen Kosten nicht sinnvoll, eine der Vielfalt der Objektgrößen entsprechende große Anzahl von Formfiltern einzusetzen. Im allgemeinen stehen bei entsprechend konzipierten Geräten nur zwei Formfilter zur Verfügung.

Mit diesen Filtern lassen sich nur dann homogene Bilder erzeugen, wenn die Objekte bezüglich Größe und Material den Objekten entsprechen, für die die Formfilter entworfen wurden. Weicht das Objekt in seiner Größe oder seinen Schwächungseigenschaften vom Normobjekt ab, oder wird es nicht genau im Meßfeld zentriert, so treten u. U. starke Homogenitätsfehler in Gestalt einer Vignettierung auf.

Wegen dieser Problematik wurde SOMATOM so konzipiert, daß auf die Verwendung eines Formfilters verzichtet werden konnte.

1.5.3 Homogenität und Aufhärtungskorrektur

Um bei genügend kleinen Quellflächen die gewünschten hohen Strahlungsintensitäten erzeugen zu können, werden – von Spezialgeräten einmal abgesehen – in den CT-Geräten als Strahlenquellen Röntgenröhren verwendet. Diese emittieren ein breites Spektrum von Röntgenquanten unterschiedlicher Energie, die dann entsprechend unterschiedlich im Objekt geschwächt werden. Die Konsequenz daraus ist, daß sich die effektive Energie des Strahlenspektrums nach Durchdringung des Objektes mit zunehmender Objektdicke zu immer höheren Werten verschiebt. Vor der Rekonstruktion von Bildern aus den Meßdaten muß dieser Aufhärtungseffekt mit einer entsprechenden Korrektur (Bild 1.24) berücksichtigt werden, weil sonst die Meßdaten aus unterschiedlichen Projektionsrichtungen (in denen sich ja unterschiedliche Objektdicken dokumentieren) nicht zusammenpassen würden.

Es ist unmittelbar verständlich, daß eine unzureichende oder fehlerhafte Aufhärtungskorrektur die Homogenität beeinträchtigt. Deshalb wurde bei

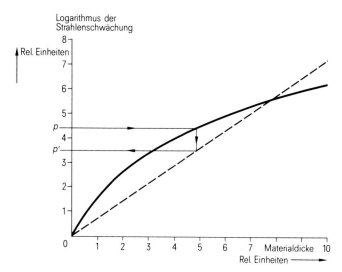

Bild 1.24
Aufhärtungskorrektur
Meßwertverfälschungen wegen objektbedingter Änderungen des Strahlungsspektrums werden so korrigiert, daß bei gegebenem Material der theoretisch geforderte lineare Zusammenhang zwischen der Objektdicke und dem Logarithmus der Schwächung wieder hergestellt wird

der Entwicklung des SOMATOM diesem Punkt besondere Aufmerksamkeit gewidmet. Eine nicht unwesentliche Maßnahme, Aufhärtungsartefakte zu vermeiden, besteht in der Verwendung eines 0,25 mm oder (bei den neuesten Ausführungsformen des SOMATOM) sogar 0,4 mm dicken Kupferfilters zusätzlich zur Eigenfilterung der Röntgenröhre von 2,5 mm Aluminium. Dieser Filter engt die Breite des Strahlungsspektrums bereits erheblich ein, so daß der Aufhärtungseffekt von vornherein reduziert und deshalb eine rechnerische Korrektur der Aufhärtung über einen sehr weiten Objektdickenbereich möglich ist.

1.5.4 Aufhärtungskorrektur als Kompromiß

Vom Prinzip her ist die Wirksamkeit einer Aufhärtungskorrektur begrenzt, wenn man nur von dem mit einem einzigen Strahlungsspektrum bestimmten Schwächungsvermögen des Objekts ausgeht: Eine Differenzierung, ob die Schwächung durch eine dicke Schicht eines nur wenig aufhärtenden Materials, wie z. B. Plexiglas, oder durch eine dünnere Schicht eines stärker aufhärtenden Materials, wie z. B. Aluminium, erfolgt, ist nicht möglich. Wenn daher die Objektzusammensetzung stark von der bei der Festlegung der Aufhärtungskorrektur angenommenen abweicht, wird die Aufhärtungskorrektur versagen und die Entstehung entsprechender Artefakte (z. B. zwischen den Felsenbeinen bei Schädelaufnahmen) nicht verhindern können (Bild 1.25).

Derartige Artefakte lassen sich u. U. nachträglich korrigieren, wenn man aufgrund des rekonstruierten Bildes weiß, wo z. B. Knochenschichten zu durchdringen waren. Ein sicheres Mittel zu ihrer Unterdrückung bietet jedoch nur die Zwei-Spektren-Methode, bei der das Objekt mit zwei verschiedenen Strahlungsspektren untersucht wird. Für Routineuntersuchungen sind solche Verfahren jedoch zu aufwendig, so daß die übliche Aufhärtungskorrektur angewendet werden muß. Dies ist aber aufgrund der genannten grundsätzlichen Probleme nur eine Kompromißlösung.

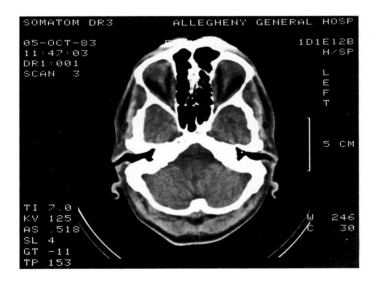

Bild 1.25
Typischer Felsenbein-Artefakt
Die Aufhärtungsfehler können in diesem Fall nur unvollkommen korrigiert werden, da das Objekt nicht genügend wasseräquivalent ist

1.5.5 Homogenitätsfehler bei Meßfeldüberschreitung

Ähnlich wie bei fehlender Aufhärtungskorrektur treten Meßwertdiskrepanzen zwischen verschiedenen Projektionsrichtungen auf, wenn im Schichtbereich Teile des Objekts über das Meßfeld hinausragen (Bild 1.26). Dort, wo sich Objektteile außerhalb des Meßfelds befinden, treten im Bild zum Meßfeldrand hin zunehmende Vignettierungen auf, die eine quantitative Dichtebestimmung nicht mehr zulassen. Man kann in solchen Fällen zwar mit Hilfe plausibler Annahmen über die Objektform Korrekturen an den Daten anbringen und so die Homogenitätsfehler verringern, optimale Ergebnisse lassen sich jedoch nur erzielen, wenn man dafür sorgt, daß das Meßobjekt nicht über das Meßfeld hinausragt. Am einfachsten ist dies durch ein großzügig dimensioniertes Meßfeld (etwa 50 cm Durchmesser beim SOMATOM) sicherzustellen, da dann bei der Patientenpositionierung bezüglich der Zentrierung im Aufnahmesystem keine besondere Sorgfalt erforderlich ist.

Bei einem Fächerstrahlgerät (vgl. 2.2) wie dem SOMATOM ist es dann nicht einmal mehr notwendig, in jeder Projektion den gesamten Querschnitt zu erfassen. Im Prinzip genügt es, nur die eine Hälfte des Meßfelds zu benutzen, solange das Meßsystem einen Drehwinkel von mindestens 360° durchläuft. Beim SOMATOM DR1, dem preisgünstigsten Modell der SOMATOM-Reihe, wurde dieser Weg teilweise beschritten: Das zentrale Meßfeld von 27 cm Durchmesser, mit dem die bezüglich der geometrischen Auflösung anspruchsvollsten Objekte Schädel und Wirbelsäule untersucht werden, wird stets voll erfaßt, die darüber hinausragende Randzone hingegen nur auf einer Seite.

Dabei treten in der Randzone keine merklichen Auflösungsverluste ein. Lediglich das Rauschen erhöht sich im Außenbereich, in dem allerdings das Aufnahmeobjekt i.allg. ohnehin dünner als in der Mitte ist, so daß sich infolge dieser Detektoranordnung, ähnlich wie bei einem Formfilter, eine gewisse Homogenisierung des Rauschens ergibt. Die spezielle Detektoranordnung des SOMATOM DR1 führt nicht zu Homogenitätsfehlern bei den CT-Zahlen, da auch hier das volle Meßfeld vom Meßstrahlenfächer erfaßt wird.

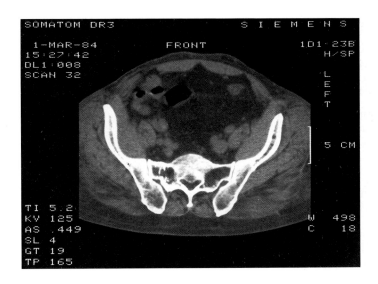

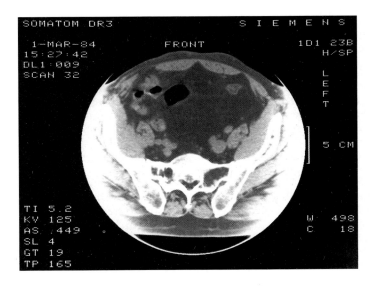

Bild 1.26
Vignettierung wegen außerhalb des Meßfeldes gelegener Objektteile. Aus demselben Datensatz, der das Bild oben ergab, wurde ein zweites Bild rekonstruiert, wobei nur die zentralen 256 Meßkanäle berücksichtigt wurden

1.6 Reproduzierbarkeit

Für den Anwender ist es äußerst wichtig, von ein und demselben Objekt – innerhalb festgelegter Toleranzen – bei gleichen Meßparametern stets das gleiche Bild zu erhalten. Nur dann sind z. b. Verlaufskontrollen mit der Computertomographie sinnvoll.

Um eine gute Reproduzierbarkeit der Bildergebnisse sicherzustellen, ist es erforderlich, Strahlenqualität und Dosis konstant zu halten sowie das Auftreten von systembedingten Artefakten zu verhindern.

Bei gegebenem Anodenmaterial und gegebener Filterung hängt die Strahlenqualität nur noch von der Röntgenröhrenspannung und von der Oberflächenbeschaffenheit der Anode in der Röntgenröhre ab. Eine Aufrauhung der Anode durch lokale Überhitzung beim Betrieb bewirkt zusätzliche Eigenfilterung. Die Konstanz der Röntgenröhrenspannung läßt sich durch geeignete Wahl des Generators erreichen; die Aufrauhung der Anode muß durch sorgfältige Abstimmung der Betriebsdaten auf die Belastbarkeit der Anode so gering wie möglich gehalten werden.

Im SOMATOM kommen je nach Type als Generator entweder der sekundär (d. h. hochspannungsseitig) geregelte und geschaltete PANDOROS CT oder der ebenfalls geregelte Mittelfrequenzgenerator MICROMATIC zur Anwendung. Beide stellen eine hinreichend gute Reproduzierbarkeit der Röntgenröhrenspannung sicher.

Das Rauhwerden der Anode ist bei den in der Computertomographie geforderten Betriebsdaten nicht zu vermeiden. Durch Verzicht auf das volle Ausnutzen der Belastbarkeit der Anode (Wärmespeicherungsvermögen 10^6J) und durch ständiges Überwachen der Anodenbelastung während des Betriebes durch die System-Software wird beim SOMATOM die Aufrauhung in solch geringen Grenzen gehalten, daß eine störende Änderung der Strahlenqualität wegen erhöhter Eigenfilterung durch die Anode nicht auftritt.

Zusätzlich läßt sich das Risiko für das Auftreten dieses Effekts noch durch die Wahl eines relativ großen Abstrahlwinkels reduzieren. Die im SOMATOM verwendete Röntgenröhre bietet die größten Leistungsreserven aller bisher bekannten bei der Computertomographie eingesetzten Röhrentypen, und der Abstrahlwinkel ist durch die Konstruktion des Gerätes auf den ungewöhnlich großen Wert von 12° festgelegt. Bei konstanter Strahlenqualität und unveränderter Expositionszeit wird die Reproduzierbarkeit der Dosis und damit auch der Beitrag des Quantenrauschens zum Bildrauschen nur noch durch die Konstanz des Röhrenstromes bestimmt. Diese wird beim SOMATOM durch eine Röhrenstromregelung gewährleistet, die den Heizstrom so einstellt, daß der Röhrenstrom den gewünschten Wert beibehält. Ein günstiger Nebeneffekt dieser Regelung ist – in Verbindung mit den erwähnten Leistungsreserven – eine lange Lebensdauer der Röntgenröhre.

Bei CT-Geräten mit Strahlenfächer und gemeinsam mit der Röhre umlaufendem Detektorsystem, zu denen auch das SOMATOM zählt, treten unweigerlich systemtypische ringförmige Artefakte auf, wenn das unterschiedliche Empfindlichkeitsverhalten der einzelnen Meßkanäle nicht einwandfrei kompensiert wird. Zur Ermittlung der individuellen Kanalempfindlichkeit wird daher mehrmals am Tage eine Luftmessung (ohne Objekt im Strahlengang) ausgeführt, aus der die entsprechenden Korrekturdaten automatisch ermittelt werden. Dieser Kalibriervorgang wird beim SOMATOM durch einen Knopfdruck ausgelöst und läuft so rasch ab, daß er ohne jede Behinderung des Untersuchungsbetriebs (z. B. beim Patientenwechsel) durchgeführt werden kann.

An die Meßelektronik von CT-Systemen werden sehr hohe Genauigkeitsforderungen gestellt. Um Meßfehler infolge von Arbeitspunktverschiebungen der Eingangsstufen zu vermeiden, führt das Datenerfassungssystem des SOMATOM jedesmal nach der Registrierung der Meßdaten einer Projektion (d. h. eines Röntgenimpulses) automatisch einen »Nullabgleich« durch. Dabei werden die Arbeitspunkte der einzelnen Meßkanäle so eingestellt, daß sie ohne Röntgensignal das Ausgangssignal 0 V liefern.

1.7 Zeitliche Auflösung

Die zeitliche Auflösung ist eine Größe für die Bildqualität, die sich an einem Computertomogramm nicht direkt ablesen läßt. Sie wirkt sich eher indirekt aus, denn die Aufnahmezeit beeinflußt

▷ das Auftreten von Bewegungsartefakten,
▷ die Anzahl der zum Bildaufbau verfügbaren Meßdaten und
▷ die applizierbare Dosis.

Das SOMATOM bietet Aufnahmezeiten von 1,4 bis 14 s und ermöglicht so eine individuelle Anpassung der Aufnahmezeiten an die jeweilige medizinische Fragestellung und das Kooperationsvermögen des Patienten.

Bei der Anfertigung von CT-Aufnahmeserien kommt der Aufnahmezeit zusammen mit der Aufnahmewiederholzeit besondere Bedeutung zu. Das SOMATOM erlaubt dabei eine Aufnahmefrequenz von maximal 12 Aufnahmen je Minute, wobei eine Aufnahmedauer von 3,2 s zugrundegelegt ist. Zur zusätzlichen Steigerung der zeitlichen Auflösung wird die Möglichkeit der Teilkreisrekonstruktion geboten, d. h. die Rekonstruktion eines Bildes aus den über einen Projektionsbereich von 240° gewonnenen Meßdaten (vgl. 3.2.3).

Ausblick

Moderne CT-Geräte wie das SOMATOM bieten Aufnahmezeiten zwischen ein und zwei Sekunden. Diese Aufnahmezeiten sind, verglichen mit der Zeit, während der ein Patient seinen Atem anhalten kann, sehr kurz. Eine »Veratmung« von CT-Aufnahmen läßt sich also weitgehend vermeiden. Bewegungsunschärfen durch den Herzschlag oder Gefäßpulsationen dagegen sind damit noch lange nicht auszuschalten. Hierfür wären Aufnahmezeiten im 10-Millisekunden-Bereich erforderlich, bei denen jedoch nicht nur der apparative Aufwand zur Meßdatenerfassung erheblich ansteigen, sondern vermutlich auch die verfügbare Dosis kaum noch für ein brauchbares Bild ausreichen würde. Derartig extrem »schnelle« CT-Geräte sind heute technisch möglich, wie die Entwicklung von Boyd zeigt [5].

Die Frage ist jedoch, ob sie auch sinnvoll sind und ob genügend Anwendungsfälle und Indikationen für den Einsatz eines solchen Gerätes existieren. Auch aus einer Serie von relativ langsamen CT-Aufnahmen lassen sich Informationen über schnelle Vorgänge gewinnen, wie das Beispiel der Cardio-CT (eine CT-Serientechnik mit EKG-bezogener Bildrekonstruktion) zeigt (vgl. 3.2.3). Das Herabsetzen der Aufnahmezeiten in der CT von mehreren Minuten auf etwa zehn Sekunden und schließlich auf etwa eine Sekunde war sicherlich ein großer Fortschritt. Ob aber der technische Aufwand zur Verkürzung der Aufnahmezeit um weitere ein bis zwei Größenordnungen gerechtfertigt ist, erscheint fraglich.

Literatur

[1] Meßeigenschaften SOMATOM DR. Erlangen: Siemens AG 1984
[2] Altar, W.: Westinghouse research memorandum 60-94410-14-19
[3] Cohen, G.; Di Bianca F. A.: The Use of Contrast-Detail-Dose Evaluation of Image Quality in a Computed Tomographic Scanner. Journal of Computer Assisted Tomography 3 (1979) S. 189-195
[4] Linke, G.; Geyer, H.; Brunner, J.: Objektives Verfahren zur Bestimmung des Kontrast-Detail-Diagramms. Deutscher Röntgenkongreß, Vortrag Nr. 160, 1983
[5] Boyd, D. P.: Transmission computed tomography, in T. H. Newton, D. G. Potts, Hrsg., Radiology of the Skull and Brain, Vol. 5, S. 4357-4371. St. Louis, Mosby Co. 1981

2 Gerätetechnik

2.1 Systemkonzept

Die Computertomographie hat sich von einem Spezialverfahren innerhalb der Neuroradiologie zu einem allgemein angewendeten Röntgenuntersuchungsverfahren entwickelt. Ein modernes CT-Gerät muß daher Aufnahmen von allen Körperabschnitten ermöglichen und sich in seinen Betriebsparametern an die verschiedensten diagnostischen Fragestellungen anpassen lassen.

Wie eingangs mitgeteilt, finden sich CT-Geräte heute nicht nur in großen Kliniken, sondern auch in mittleren und kleinen Krankenhäusern und auch in der freien Praxis. Diese in der Struktur, im Patientenaufkommen und in der Arbeitsorganisation sehr unterschiedlichen Einsatzorte verlangen ein Systemkonzept, das eine große Flexibilität in der Konfigurierbarkeit einer Anlage – insbesondere auf der Datenverarbeitungsseite – erlaubt und so eine optimale Anpassung an den jeweiligen Bedarf ermöglicht.

Die Betriebseigenschaften einer CT-Anlage werden im wesentlichen bestimmt durch

▷ Abtastanordnung,
▷ Detektoranordnung und -material,
▷ Röntgenstrahlerzeugungssystem und
▷ Datenverarbeitungssystem einschließlich Software.

In den folgenden Abschnitten werden die Besonderheiten der Gerätetypen und der unterschiedlichen Lösungswege bei den einzelnen Anlagenkomponenten aufgezeigt. Dabei wird deutlich, daß meist verschiedene Wege gangbar sind und die Entscheidung für eine bestimmte Lösung vom Gewicht abhängt, das man den einzelnen günstigen oder weniger günstigen Eigenschaften eines Lösungsweges beimißt: die Konzipierung eines CT-Systems und seiner Komponenten kann und darf nicht allein unter physikalisch-technischen Gesichtspunkten erfolgen, sondern muß stets auch den Anforderungen der praktischen Anwendung Rechnung tragen.

2.2 Grundtypen

Die heute auf dem Markt angebotenen CT-Geräte lassen sich in vier Grundtypen [1] einordnen (Bild 2.1): Translations-Rotations-Geräte mit einigen wenigen Detektoren je Schicht (a), Fächerstrahlgeräte mit nur rotierender Bewegung und umlaufendem Detektor (b) (im folgenden kurz Fächerstrahl-

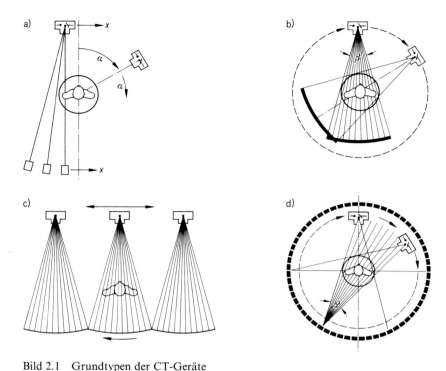

Bild 2.1 Grundtypen der CT-Geräte

geräte), Fächerstrahlgeräte mit feststehendem Dektorring (d) (im folgenden kurz Ringdetektorgeräte) und Translations-Rotations-Geräte mit einer größeren Anzahl Detektoren und der damit erreichten Umschaltmöglichkeit auf ausschließlichen Rotationsbetrieb (c) (kurz »Hybridgerät«).

2.2.1 Translations-Rotations-Gerät

Beim Translations-Rotations-Gerät entspricht die Bewegungsform noch der des Urtyps eines CT-Gerätes [2]; es hat jedoch nicht mehr dessen Nachteil, der darin besteht, daß durch das Ausblenden eines einzigen bleistiftdünnen Meßstrahlenbündels je Schicht die in der Röntgenröhre erzeugte Strahlung nur in einem winzigen Raumwinkel genutzt wird. Als Strahlenquelle dient, wie bei den ersten CT-Geräten, eine Festanodenröhre, die wegen der Wasser- oder Ölkühlung der Anode zwar eine relativ hohe Dauerleistung von einigen Kilowatt zuläßt (wobei Dauer- und Spitzenleistung im wesentlichen identisch sind), aber die komplizierte Bewegungsform und die trotz der erhöhten Detektorzahl immer noch relativ schlechte Nutzung der Röhrenleistung lassen bei den Translations-Rotations-Geräten nur Aufnahmezeiten von etwa vier Minuten bis herab zu etwa zehn Sekunden zu. Dieser Gerätetyp ist deshalb für Aufnahmen von Körperabschnitten, in denen Bildstörungen durch Objektbewegungen zu erwarten sind, nur bedingt einsetzbar, hingegen z. B. für Schädelaufnahmen durchaus geeignet.

2.2.2 Fächerstrahlgeräte

Beide Arten von Fächerstrahlgeräten arbeiten mit einem Meßstrahlenfächer, der den gesamten Objektquerschnitt gleichzeitig erfaßt; sie nutzen dadurch die in der Röhre erzeugte Strahlung optimal aus. Weil die Bewegung gleichmäßig und ohne Wechsel der Bewegungsform abläuft, lassen sich anstelle der Festanodenröhren in diesen Geräten auch Drehanodenröhren mit wesentlich höherer Spitzenleistung bis zu etwa 50 kW verwenden. Die höhere Momentanleistung der Röhren und der gleichförmige Bewegungsablauf dieser Geräte führen zu Aufnahmezeiten bis herab zu etwa einer Sekunde.

2.2.3 Hybridgerät

Das Hybridgerät soll die Vorzüge des Translations-Rotations-Systems mit denen des Fächerstrahl-Systems verbinden: einerseits gute Bildqualität im Translations-Rotations-Betrieb bei preisgünstiger Strahlenerzeugung und preisgünstiger Detektoranordnung mit wenigen Elementen und andererseits sehr kurze Aufnahmezeiten im ausschließlichen Rotationsbetrieb. Dabei müssen jedoch erhebliche Abstriche gemacht werden bezüglich der Bildqualität (geringe verfügbare Dosis und wegen der geringen Anzahl der Detektoren auch begrenzte geometrische Auflösung) im Rotationsbetrieb, wenn das Gerät nicht so aufwendig werden soll wie ein Fächerstrahlgerät. Im wesentlichen handelt es sich beim Hybridgerät also um ein Translations-Rotations-Gerät, bei dem die Anwendungsbreite etwas erweitert wurde.

Zusammenfassung

Diese kurze Erörterung der Gerätetypen macht deutlich: Wegen der möglichen kürzeren Aufnahmezeiten, der günstigeren Nutzung der Röntgenröhrenleistung und der höheren verfügbaren Röhrenleistung sind die Geräte mit Fächerstrahl als universell einsetzbare Geräte den Translations-Rotations-Geräten vorzuziehen.

2.3 Detektoranordnung

Während die grundsätzliche Entscheidung für ein Fächerstrahlgerät relativ leicht fällt, ist die Entscheidung für eine der beiden möglichen Detektoranordnungen – fester Detektorring oder umlaufender Detektor –, die beide in kommerziellen Geräten realisiert sind, nicht so einfach zu treffen, weil hier die – weiter unten zu erörternden – Vor- und Nachteile beider Prinzipien sorgfältig gegeneinander abgewogen werden müssen.

2.3.1 Detektorgeometrie, Detektoranzahl, Dosisnutzung

Beim Ringdetektorgerät ist die Anzahl der Detektoren primär durch die für die Bildrekonstruktion erforderliche oder angestrebte Anzahl Projektionen festgelegt (vgl. 2.5), hingegen ist die Anzahl der Meßstrahlen je Projektion durch Verändern des Verhältnisses zwischen Meßwert-Abfragefrequenz am einzelnen Detektor und der Winkelgeschwindigkeit der Röntgenröhre wählbar. Beim Fächerstrahlgerät (mit umlaufendem Detektor) ist die Anzahl der Projektionen unabhängig von der Anzahl der Detektoren, deren Anzahl derjenigen der Meßstrahlen je Projektion entspricht. Diesem Unterschied entsprechen Unterschiede zwischen den beiden Gerätetypen im Auflösungsverhalten, in der erforderlichen Anzahl Detektoren und im geometrischen Dosisnutzungsgrad:

Beim Ringdetektorgerät benötigt man für die gleiche geometrische Auflösung wie beim Fächerstrahlgerät i. allg. mehr Detektorelemente, es sei denn, man läßt zu, daß ein u. U. erheblicher Teil der Strahlung in der Detektorebene nicht zur Bilderzeugung genutzt wird (Bild 2.2). Um die für die

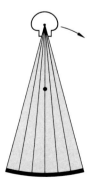 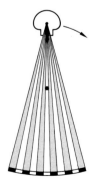

Bild 2.2 Streifenbreite und Dosisnutzung beim Ringdetektorgerät

gewünschte Auflösung erforderliche Meßstreifenbreite (vgl. 1.2.2) zu erhalten, ist man gezwungen, die Detektoren schmaler zu machen als dem Quotienten aus dem Detektorkranzumfang und der benötigten Projektionszahl entspräche. Dies aber bedeutet Lücken zwischen den einzelnen Elementen und daher Dosisverluste. Diese Lücken kann man selbstverständlich auf relativ aufwendige Weise dadurch schließen, daß man zusätzliche Detektorelemente einfügt und mehr Projektionen aufnimmt als erforderlich. Ein zweiter Weg ist der, den Detektorring mit der gewünschten Anzahl breiter Detektoren völlig anzufüllen und die Detektoren dann mit Blenden auszustatten, die im Bedarfsfall die Elemente in azimutaler Richtung abschatten und so ihre wirksame Breite zugunsten höherer Auflösung verringern. Bei dieser Abblendung bleibt dann ebenfalls Strahlung ungenutzt, die zuvor den Patienten durchdrungen hat. Eine dritte Lösung zur Steigerung der Auflösung besteht in der Verwendung von in azimutaler Richtung aus drei Schichten zusammengesetzten breiten Detektorelementen, wobei die beiden äußeren Schichten weniger empfindlich als die mittlere Schicht gewählt werden. Dabei wird die Strahlung gut genutzt und dennoch ergibt sich eine verbesserte Auflösung. Allerdings weist die Modulationsübertragungsfunktion einen charakteristischen vorzeitigen Abfall bei mittleren Frequenzen im diagnostisch wichtigen Bereich auf (Bild 2.3) [3].

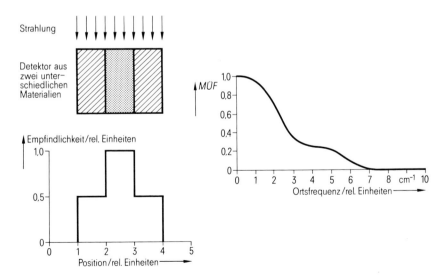

Bild 2.3
Auflösungsverbesserung beim Ringdetektorgerät durch Detektoren mit ungleichförmiger Empfindlichkeit in azimutaler Richtung

2.3.2 Zulässige Brennfleckgrößen

Bei klassischen Ringdetektorsystemen läuft die Röhre innerhalb des Detektorkranzes um, d. h. bei gleichen äußeren Geräteabmessungen wird im Ringdetektorgerät die Röntgenröhre näher an der Drehachse angebracht sein als im Fächerstrahlgerät. Der Beitrag der Brennfleckabmessungen zur Streifenbreite (vgl. 1.2.2) ist also beim Ringdetektorgerät größer als im Fächerstrahlgerät. Dies aber bedeutet, daß im Ringdetektorgerät unter sonst gleichen Voraussetzungen ein kleinerer und damit leistungsschwächerer Brennfleck eingesetzt werden muß.

Ein Ringdetektorgerät, für das diese Einschränkung nicht gilt, verwendet einen innerhalb der Röhrenumlaufbahn angebrachten Detektorring, der eine mit dem Röhrenumlauf synchronisierte Nutationsbewegung ausführt (Bild 2.4). Bei dieser tritt aber die schwer erfüllbare Forderung auf, daß die Detektorelemente wegen der Nutationsbewegung in Systemachsenrichtung ungewöhnlich lang und zudem über diese Länge extrem homogen in ihrer Empfindlichkeit sein müssen. Hinzu kommt, daß die Detektoren sehr nahe am Aufnahmeobjekt angeordnet sind und daher einen entsprechend hohen Streustrahlenpegel registrieren, der nicht unterdrückt werden kann und der die Bildqualität beeinträchtigt.

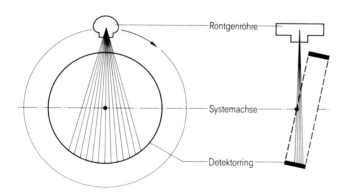

Bild 2.4
Ringdetektorgerät mit Nutationsbewegung des Detektors. Die mit dem Röhrenumlauf synchronisierte Nutation der Detektoranordnung ermöglicht den Röhrenumlauf außerhalb des Detektorrings

2.3.3 Streustrahlenkollimierung

Wie bei der klassischen Röntgentechnik beeinträchtigt Streustrahlung auch die Bildqualität in der Computertomographie. Wird vom Detektorsystem Streustrahlung registriert, so führt dies bei der Bildrekonstruktion zu CT-Zahl-Verfälschungen, die nur bei sehr einfach strukturierten Objekten, nicht aber bei klinischen Aufnahmen korrigierbar sind. Die im Aufnahmeobjekt entstehende Streustrahlung muß also möglichst vom Detektorsystem ferngehalten werden (vgl. 2.4.2).

Bezüglich der Streustrahlenkollimierung unterscheiden sich Fächerstrahlgerät und Ringdetektorgerät erheblich (Bild 2.5). Beim Fächerstrahlgerät fällt die Nutzstrahlung stets aus der gleichen Richtung auf die einzelnen Detektorelemente, so daß man vor dem Strahlungsempfänger einen auf den Brennfleck fokussierten, sehr wirkungsvollen Streustrahlenkollimator mit achsparallelen Lamellen anbringen kann. Beim Ringdetektorgerät ist dies nicht möglich, denn dort trifft die Nutzstrahlung während des Umlaufs der Röntgenröhre aus sich kontinuierlich verändernder Richtung auf die einzelnen Detektoren. Für eine Streustrahlenkollimierung ähnlich der beim Fächerstrahlgerät wäre daher ein Kollimator mit beweglichen, sich automatisch auf den Brennfleck ausrichtenden Lamellen erforderlich, der sich aber mit vertretbarem Aufwand nicht realisieren läßt. Der einzige Weg zur Verminderung der Streustrahlung beim Ringdetektorgerät ist die Wahl eines großen Abstands zwischen Objekt und Strahlungsempfänger (Groedel-Technik) [4]. Diese Methode ist aber unter praktischen Bedingungen bei weitem nicht so wirkungsvoll wie der genannte Kollimator des Fächerstrahlgeräts, ganz besonders ist sie völlig unzureichend beim Ringdetektorgerät mit Nutationsmechanik.

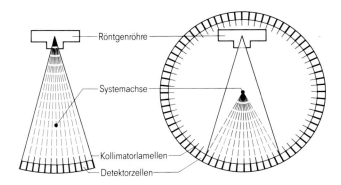

Bild 2.5
Möglichkeit zur Streustrahlenkollimation am Fächerstrahl- links und Ringdetektorgerät rechts

2.3.4 Artefaktverhalten

Ein weiterer Unterschied zwischen Fächerstrahl- und Ringdetektorgerät besteht beim Auftreten von Artefakten durch Objektbewegungen während der Aufnahme. Beim Fächerstrahlgerät liegt die Aufnahmezeit für eine Projektion etwa zwischen einer und fünf Millisekunden, beim Ringdetektorgerät entspricht sie der Zeit, die die Röntgenröhre beim Umlauf zum Überstreichen des Fächerwinkels benötigt, und liegt daher mindestens im Zehntelsekundenbereich. I. allg. werden also beim Fächerstrahlgerät die einzelnen Projektionen nicht durch Objektbewegungen gestört sein, sondern es werden nur Objektveränderungen von Projektion zu Projektion registriert. Beim Ringdetektorgerät dagegen ist die Wahrscheinlichkeit sehr hoch, daß auch innerhalb der einzelnen Projektionen Störungen durch Objektbewegungen auftreten. Daher ergeben sich bei gleicher Objektbewegung unterschiedliche Artefakte am Fächerstrahl- und Ringdetektorgerät.

2.3.5 Computer-Radiographie

Zur Schichtlokalisation und auch für manche diagnostische Fragestellungen muß ein modernes CT-System die Möglichkeit zur Computer-Radiographie (CR) bieten (vgl. 3.1.1), d. h. es muß möglich sein, bei unbewegtem CT-Meßsystem den Patienten definiert in Achsenrichtung durch den Strahlenfächer hindurchzuschieben und dabei in festen Abständen Projektionen zu registrieren und diese dann anschließend entsprechend einer herkömmlichen Röntgenaufnahme wiederzugeben. Diese Aufnahmetechnik ist sowohl in Fächerstrahl- als auch in Ringdetektorgeräten realisiert. Aus geometrischen Gründen sind jedoch beim Ringdetektorgerät i. allg. im CR-Fächer weniger

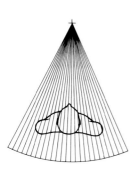
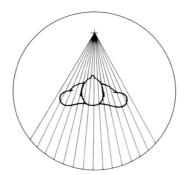

Bild 2.6
Geometrische Auflösung bei der Computer-Radiographie mit Fächerstrahl- links und Ringdetektorgeräten rechts bei vergleichbarer Anzahl von Detektorelementen

Detektoren im Eingriff als beim Fächerstrahlgerät, d.h. die geometrische Auflösung im Computer-Radiogramm in Fächerrichtung ist beim Ringdetektorgerät geringer als beim Fächerstrahlgerät (Bild 2.6).

2.3.6 Abtasteigenschaften

Um ein von »Aliasing«-Artefakten [5] freies Bild zu ermöglichen, muß die Datenerfassung das Abtasttheorem erfüllen, d. h. der Abstand benachbarter Meßstreifen darf höchstens halb so groß wie die Meßstreifenbreite sein. Beim Ringdetektorgerät ist diese Bedingung einfach erfüllbar, denn der Abstand der einzelnen Meßstreifen läßt sich durch die Wahl des Zeitintervalls zwischen zwei Abfragen des Detektorsignals bequem beeinflussen. Beim Fächerstrahlgerät hingegen ist die Anordnung der Meßstreifen im Fächer starr, und die Meßstreifen im Fächer überlappen sich nicht, wie es nach dem Abtasttheorem erforderlich wäre. Abhilfe schafft in diesem Fall der »Detektorviertelversatz«, d. h. der Einbau des Detektorsystems in der Weise, daß die einzelnen Elemente nicht symmetrisch zur Mittellinie angebracht, sondern um ein Viertel der Elementbreite gegenüber der symmetrischen Anordnung versetzt sind. Nach einer Drehung des Meßsystems um 180° liegen dann die Meßstreifen zwischen den aus entgegengesetzter Richtung gemessenen (Bild 2.7).

Das Fächerstrahlprinzip erfordert bei gleicher Auflösung wesentlich weniger Detektoren als das Ringdetektorprinzip. Ohne den Detektorviertelversatz könnte man sogar zusätzlich eine Hälfte des Detektorbogens weglassen (solange das Meßsystem um 360° umläuft, Bild 2.8) und so eine drastische Kostensenkung erreichen. Allerdings würde dann aber auch bei gleicher

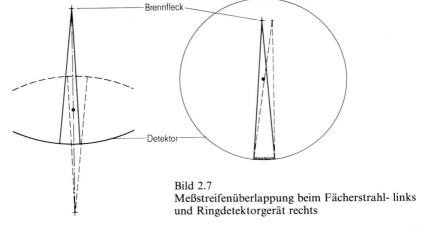

Bild 2.7
Meßstreifenüberlappung beim Fächerstrahl- links und Ringdetektorgerät rechts

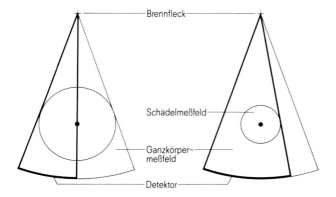

Bild 2.8
Verringerung der Anzahl der Meßkanäle beim Fächerstrahlgerät
Das Beispiel rechts zeigt die beim SOMATOM DR 1 realisierte Detektoranordnung

Röhrenbelastung die bildwirksame Dosis halbiert, und der Verzicht auf den Detektorviertelversatz müßte mit entsprechenden Artefakten bezahlt werden. Ein praktischer Versuch, der inzwischen im SOMATOM DR 1 realisiert ist, hat jedoch gezeigt, daß ein guter Kompromiß in dieser Richtung möglich ist (Bild 2.8). Man beläßt den Viertelversatz und alle für das (zentrale) Schädelmeßfeld erforderlichen Detektorelemente und verzichtet nur auf einer Seite des Detektorbogens auf die außerhalb des Schädelmeßfeldes gelegenen Detektorelemente. Damit lassen sich immerhin noch 25% der Detektorelemente und der zugehörigen Elektronik einsparen. Man büßt nur 25% des möglichen Strahlenfächers ein und behält ein vollwertiges CT-Gerät; denn das Fehlen der zusätzlichen Meßstrahlen führt nicht zu Artefakten im Körpermeßfeld, wie die zahlreichen inzwischen mit Geräten vom Typ SOMATOM DR 1 angefertigten Thorax- und Abdomenaufnahmen bestätigen.

Zusammenfassung

Je nachdem, welche Bedeutung man den einzelnen Eigenschaften beimißt, kann man sowohl dem Fächerstrahlgerät als auch dem Ringdetektorgerät den Vorzug geben. Das Fächerstrahlgerät ist das System mit der besseren Dosisnutzung (bei vergleichbarer Auflösung und vergleichbarem Aufwand an Detektoren), mit der besseren Streustrahlenunterdrückung, mit der höheren Auflösung im Computer-Radiogramm und mit dem flexibleren Konzept, besonders auch im Hinblick auf Spezialanwendungen, wie z. B. Cardio-CT. Aus diesen Gründen verwenden auch die beiden größten CT-Geräte-Hersteller das Fächerstrahlprinzip.

2.4 Detektortypen

2.4.1 Aufbau der Detektoren

In Fächerstrahlgeräten werden zwei unterschiedliche Detektortypen verwendet: Edelgas-Hochdruck-Ionisationskammern (»Gasdetektor«) und Szintillationskristalle, kombiniert mit lichtempfindlichen Halbleitern (»Halbleiterdetektor«).

Der *Gasdetektor* (Bild 2.9) besteht aus einem Druckgefäß in dessen Innern die einzelnen Plattenelektroden angebracht sind. Die Gasfüllung (meist Xenon) steht unter einem Druck von 10 bis 20 bar. Die Kammerlänge in Strahlrichtung beträgt etwa 10 cm. Der Detektor benötigt eine Betriebsspannung zwischen 500 und 1000 V.

Der *Halbleiterdetektor* (Bild 2.10) wird aus einzelnen Detektorelementen zusammengesetzt, die aus gekapselten und auf lichtempfindliche Dioden

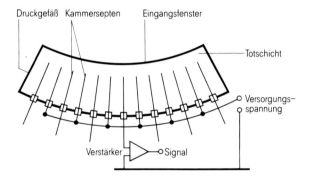

Bild 2.9
Aufbau des Gasdetektors. In einem meist mit Xenon von 10 bis 20 bar gefüllten Druckgefäß sind die Kammersepten isoliert angebracht

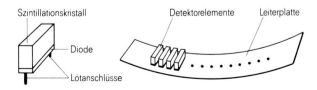

Bild 2.10 Aufbau des Festkörperdetektors

aufgekitteten Szintillationskristallen von etwa 5 mm Dicke bestehen. Diese Einzelelemente werden auf einer Leiterplatte montiert. Eine spezielle Betriebsspannung wird nicht benötigt.

Die beiden Detektortypen haben einige charakteristische Eigenschaften, die bei der Verwendung in einem CT-Gerät beachtet werden müssen.

2.4.2 Eigenschaften der Detektoren

Abklingverhalten

Werden Szintillationskristalle durch Röntgenstrahlung zum Leuchten angeregt, so leuchten sie nach Ausbleiben der Strahlung i. allg. nach, wobei die Zeitkonstanten je nach Grundmaterial und Dotierung um mehrere Zehnerpotenzen variieren [6]. Für Computertomographie kommen nur Materialien mit Zeitkonstanten im Mikro- bis maximal Millisekundenbereich in Frage, wobei Geräte mit Dauerstrahlung (während des Umlaufs der Röhre) Leuchtstoffe mit besonders kurzen Abklingzeiten benötigen. Bei Edelgasdetektoren hingegen werden die Zeitkonstanten im wesentlichen durch die elektrische Beschaltung bestimmt.

Temperaturgang

Die Signalhöhe hängt bei Festkörperdetektoren z. T. erheblich von der Temperatur ab, so daß bei manchen Systemen die Detektortemperatur durch geregelte Heizung oder Kühlung stabilisiert werden muß. Beim Edelgasdetektor dagegen gibt es keine nenneswerte Temperaturabhängigkeit des Signals, weil sich bei Temperaturänderungen der Druck in allen Kammern gleichmäßig ändert und die Flächenbelegung (Masse des Gases je Flächeneinheit) im Röntgenstrahl gleich bleibt.

Rauschen, Mikrophonie

Der Gasdetektor hat Rausch- bzw. Störsignalquellen, die beim Festkörperdetektor nicht vorkommen: Schwankungen der Kammerspannung können Signalströme erzeugen. Das gleiche gilt für Kriechströme auf dem Isolierkörper, der die Kammersepten trägt. Wegen der relativ großen und dünnen Plattenelektroden neigt der Gasdetektor zur Mikrophonie, d. h. geringste Erschütterungen beim Geräteablauf können ebenfalls ein Signal erzeugen. Die mechanische Konstruktion muß entsprechend sorgfältig durchgeführt werden.

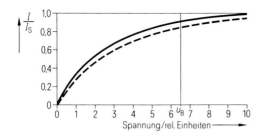

Bild 2.11
Sättigungseffekte beim Gasdetektor

--- niedrige Dosisleistung
— hohe Dosisleistung

Sättigungserscheinungen

Der Linearitätsbereich eines Festkörperdetektors, d.h. der Bereich seiner Kennlinie, in dem das Ausgangssignal dem Röntgensignal proportional ist, erstreckt sich weit über die bei der Computertomographie erforderlichen fünf Zehnerpotenzen hinaus. Ein Gasdetektor hingegen kann bei einem derartigen Signalumfang Sättigungserscheinungen aufweisen (Bild 2.11). Um dies zu vermeiden, ist eine sorgfältige Dimensionierung (Septenabstand, Gasdruck und Betriebsspannung) des Detektorsystems erforderlich.

Streustrahlenkollimation

Ein Szintillationsdetektor kann problemlos mit einem Streustrahlenkollimator aus dünnen, auf den Brennfleck ausgerichteten Blechen mit hohem Strahlenschwächungsvermögen kombiniert werden, wie es z. B. bei den SoMATOM-Detektoren der Fall ist. Beim Gasdetektor wird i. allg. auf eine zusätzliche Streustrahlenkollimation verzichtet. Man verwendet die Kammersepten zugleich als Streustrahlenkollimatoren. Allerdings ist der Effekt dieser Anordnung nicht so groß wie der eines speziellen Kollimators. Außerdem wird im Gasdetektor selbst etwas mehr Streustrahlung erzeugt als in einem Festkörperdetektor, wobei als Streustrahlenquellen hauptsächlich das (wegen des hohen Gasdruckes) dicke Strahleneintrittsfenster (meist aus Aluminium) und die Gasschicht zwischen diesem Fenster und den Plattenoberkanten wirksam werden.

Dosisnutzung

Die in der Computertomographie verwendeten Szintillationskristalle absorbieren bei den üblichen Kristalldicken von etwa fünf Millimetern die eindringende Strahlung praktisch zu 100% und setzen sie in ein Lichtsignal um. Nennenswerte strahlenschwächende Totschichten sind beim Festkörperdetektor technisch nicht erforderlich, wohl aber beim Gasdetektor, wo Strahlung sowohl im Eingangsfenster als auch in der Gasschicht zwischen Fenster und Plattenoberkanten signalunwirksam absorbiert wird.

Weitere Strahlungsverluste entstehen dadurch, daß ein Teil der eindringenden Quanten (insbesondere hoher Energie) den Gasdetektor ungenutzt durchdringt. Durch hohe Gasdrücke und möglichst tiefe Kammern ist dieser Effekt in vertretbaren Grenzen zu halten. Durch eine sorgfältige mechanische Herstellung müssen Gasverluste vermieden werden, da auch winzige Lecks zu einem Druckabfall und damit zu einer zusätzlichen Verringerung des Absorptionsvermögens führen.

Zusammenfassung

Ebenso wie bei der Frage nach der günstigsten Meßanordnung hängt hier die Entscheidung davon ab, welche Bedeutung man den einzelnen Eigenschaften zumißt. Beide hier diskutierten Detektorsysteme werden in modernen CT-Systemen eingesetzt.

2.5 Röntgenstrahlerzeugung

2.5.1 Strahlenqualität

Beim Festlegen der Aufnahmespannung für ein CT-System ist stets ein Kompromiß erforderlich zwischen dem Dosisbedarf für ein CT-Bild, dem erzielbaren Objektkontrast, der verfügbaren Röhrenleistung und der zulässigen Strahlenbelastung des Patienten. Die in der Computertomographie üblichen Spannungen liegen zwischen 90 und 140 kV. Bei kleinen Objektdurchmessern kann man es sich von der verfügbaren Dosis her leisten, im Bereich der niedrigeren Spannungen und damit des geringfügig höheren Objektkontrasts zu arbeiten, allerdings um den Preis einer relativ höheren Strahlenbelastung des Patienten bezogen auf die gleiche bildwirksame Dosis. Systeme mit leistungsschwachen Röntgenröhren erzwingen die Verwendung höherer Spannungen unter Verzicht auf Objektkontrast.

Beim SOMATOM sind in dieser Hinsicht keine Kompromisse erforderlich, weil es mit der z. Z. leistungsstärksten CT-Röntgenröhre ausgestattet ist. Nach sorgfältigen Überlegungen wurde die Aufnahmespannung für den Standardbetrieb auf 125 kV festgelegt und zusätzlich zur Eigenfilterung von 2,5 mm Aluminium wurde noch ein Kupferfilter von 0,25 mm oder (bei den neuesten Ausführungsformen) 0,4 mm Dicke gewählt. Dieser Zusatzfilter vermindert die Hautdosis um mehr als 50% gegenüber dem Betrieb ohne Zusatzfilter und verringert dabei die Detektorsignale nur unerheblich. Für besondere Fälle ist am SOMATOM eine niedrigere Spannung, nämlich 96 kV, mit gleicher Filterung vorgesehen, die allerdings in der klinischen Routine nur selten verwendet wird.

2.5.2 Betriebsart der Röntgenröhre

Für die Betriebsart der Röntgenröhre in einem Fächerstrahlgerät bieten sich zwei Möglichkeiten an: entweder man läßt die Röhre während des Umlaufs ständig strahlen und bestimmt die Meßzeit je Projektion und die Anzahl der Projektionen mit der Frequenz, mit der die Werte an den einzelnen Detektoren abgefragt werden, oder man verwendet Strahlungsimpulse, wobei die Pulsdauer die Meßzeit je Projektion festlegt und die Pulszahl je Umlauf die Anzahl der Projektionen. Die Verwendung von konstanter Strahlung ermöglicht es, bei gleicher Dosis je Aufnahme mit niedrigerer Spitzenbelastung von Röntgenröhre und Generator auszukommen. Das Verfahren mit Konstantstrahlung wird also besonders dann mit Vorteil angewendet, wenn andernfalls mit dem verfügbaren Röhrentyp Leistungs- oder Lebensdauerprobleme beim Pulsbetrieb auftreten würden. Das Verfahren hat jedoch gegenüber dem Pulsbetrieb auch Nachteile: Wie bereits in 1.2.2 erläutert, trägt die Meßsystembewegung während der Aufnahmezeit für einen Meßwert zur effektiven Meßstreifenbreite und damit zur Unschärfe bei.

Um eine unnötige Unschärfe durch die Meßsystembewegung zu vermeiden, muß man daher beim Konstantstrahlungsbetrieb die Anzahl der Projektionen so hoch wählen, daß der Weg, den das Meßsystem von einer Meßwertabfrage zur nächsten zurücklegt, keinen nennenswerten Beitrag zur Unschärfe ergibt. Bei gegebenem Objektdurchmesser und durch die Aufnahmegeometrie festgelegter Grenzauflösung ist jedoch nur eine begrenzte Anzahl Projektionen sinnvoll (Bild 2.12). Zur Verringerung des Beitrags der Meßsystembewegung zur Unschärfe kann aber beim Konstantstrahlungsbetrieb die Aufnahme einer höheren Anzahl von Projektionen erforderlich werden. Dies

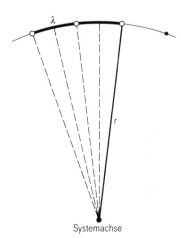

Abtastabstand = ½ Periodenlänge

$$\frac{2\pi r}{N} = \frac{1}{2}\lambda$$

$$N = \frac{4\pi r}{\lambda}$$

Bild 2.12
Erforderliche Anzahl N von Projektionen beim Fächerstrahlgerät

Das Abtasttheorem fordert, daß der azimutale Abstand der Meßstreifen aufeinanderfolgender Projektionen höchstens halb so groß wie die Periodenlänge λ der kleinsten noch aufzulösenden Struktur sein darf

bedeutet zugleich eine unnötig hohe Datenrate, einen erhöhten Speicherbedarf für die Daten und einen größeren Rechenaufwand bei der Bildrekonstruktion.

Wegen folgender Eigenschaften wird daher beim SOMATOM der Pulsbetrieb anstatt des Konstantstrahlungsbetriebes angewendet:

▷ Der Pulsbetrieb ermöglicht es, die Anzahl der Projektionen den durch das Objekt festgelegten Erfordernissen anzupassen. Beim Pulsbetrieb ist der zur Unschärfe beitragende Weg des Meßsystems durch die Dauer der Strahlungsimpulse steuerbar;

▷ der Pulsbetrieb ermöglicht im Gegensatz zum Konstantstrahlungsbetrieb einen automatischen Nullabgleich der einzelnen Meßkanäle in den Pulspausen. Dadurch läßt sich eine Signalverfälschung durch Arbeitspunktverschiebungen in der Meßelektronik vermeiden (Beim Konstantstrahlungsbetrieb wäre ein solcher Nullabgleich wegen der erforderlichen Austastung mit einer unnötigen Strahlenbelastung des Patienten verbunden);

▷ beim Pulsbetrieb sind unter sonst gleichen Bedingungen die Signalpegel höher, denn die gleiche Dosis wird in kürzerer Zeit registriert. Die Folge davon ist ein günstigeres Signal-Rausch-Verhältnis beim Pulsbetrieb gegenüber dem Konstantstrahlungsbetrieb, so daß sich besonders bei größeren Objektdurchmessern rauschärmere Bilder ergeben;

▷ bei Verwendung eines geeigneten Generators ist es beim Pulsbetrieb (im Gegensatz zum Konstantstrahlungsbetrieb) möglich, die Röntgenröhrenspannung von Puls zu Puls umzuschalten und damit zwei Aufnahmen mit unterschiedlicher Strahlenenergie während eines einzigen Umlaufs des Meßsystems anzufertigen. Dies ist eine wesentliche Voraussetzung für eine effektive Anwendung der Zwei-Spektren-Methode; denn nur auf diese Weise ergeben sich für die beiden Spektren stets geometrisch deckungsgleiche Aufnahmen. Werden nämlich die beiden Aufnahmen nacheinander angefertigt, so lassen sich Deckungsfehler als Folge von Objektbewegungen (z. B. veränderte Atemlage) kaum vermeiden. Am SOMATOM ist die Zwei-Spektren-Methode mit der Umschaltbarkeit der Spannung von Puls zu Puls realisierbar (Bild 2.13).

Der Pulsbetrieb kann mit der im SOMATOM eingesetzten Hochleistungs-Röntgenröhre (OPTILIX 151 CT, Wärmekapazität der Metall-Graphit-Verbundanode 10^6 J) ohne Kompromisse bezüglich der Lebensdauer realisiert werden. Die Belastbarkeit ihrer Drehanode ist so hoch, daß eine Anodendrehzahl von 50 bzw. 60 Hz für den CT-Pulsbetrieb genügt. Dies ermöglicht die Verwendung von Lagern mit engen Toleranzen und gewährleistet eine lange Lebensdauer der Drehanodenlagerung. Inzwischen steht ein noch leistungsfähigerer Röntgenstrahler (OPTILIX 155 CT, Wärmekapazität der Metall-Graphit-Verbundanode $1,3 \cdot 10^6$ J) für den Einsatz im SOMATOM zur Verfügung.

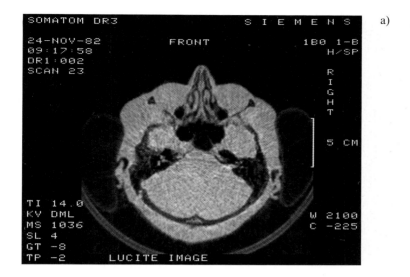

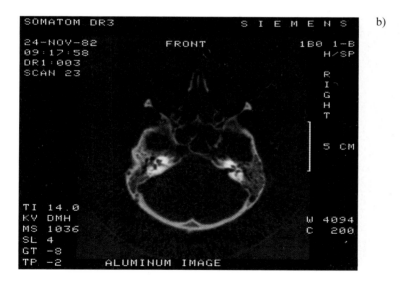

Bild 2.13
Zwei-Spektren-Methode mit Umschaltung der Hochspannung von Puls zu Puls und Objektzerlegung in zwei Grundmaterialien (a) Plexiglas, (b) Aluminium. Der Felsenbein-Artefakt ist auf der Standardaufnahme (c) wesentlich ausgeprägter als auf der mit Zwei-Spektren-Daten gewonnenen Aufnahme (d)

c)

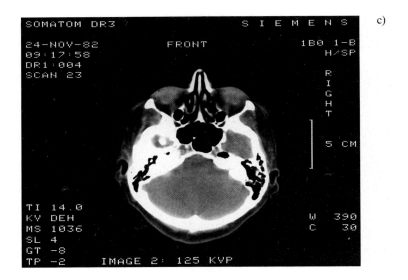

d)

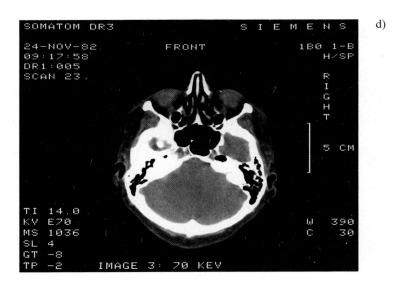

Bild 2.13 (Fortsetzung)

2.6 Datenverarbeitung

2.6.1 Hardware

Meßelektronik

Die Meßelektronik des SOMATOM ist speziell für den Pulsbetrieb mit Festkörperdetektoren ausgelegt (Bild 2.14). Jedem Detektorelement ist ein Strom-Spannungswandler als Eingangsverstärker und eine Integratorstufe zugeordnet, die das vorverstärkte Meßsignal während jedes Röntgenstrahlungsimpulses integriert. In den Pausen zwischen den Strahlungsimpulsen wird das am Integrator anstehende Signal über eine Multiplexerschaltung einem Analog-Digital-Wandler zugeführt und nach der Digitalisierung schließlich in den Rechner übertragen. Nach dem Auslesevorgang wird der Integrator gelöscht und damit der Meßkanal auf den nächsten Strahlungsimpuls vorbereitet.

Dem etwa sechs Zehnerpotenzen umfassenden Linearitätsbereich des Festkörperdetektors entspricht der mit der Meßelektronik erfaßbare Signalumfang von $1:10^6$. Diese Kombination von Eigenschaften ermöglicht es, auch Objekte großen Durchmessers (bis zum Durchmesser des Meßfelds von über 50 cm) problemlos zu tomographieren. Dabei kann wegen des großen Signalumfanges des Meßsystems auf Formfilter zum Ausgleich der Objektdicke in den Randzonen völlig verzichtet werden. Somit ist es auch nicht erforderlich, die Aufhärtungskorrektur kanalindividuell durchzuführen (vgl. 1.5.2) oder eine weniger rechenintensive Kompromißlösung für die Aufhärtungskorrektur zu suchen. Wegen des Verzichts auf ein Dickenausgleichsfilter ergeben sich mit dem SOMATOM extrem homogene Computertomogramme, d.h. ein Objekt aus homogenem Material wird mit örtlich konstanter mittlerer CT-Zahl wiedergegeben, und zwar unabhängig davon, ob das Phantom sorgfältig zentriert oder exzentrisch im Meßfeld angebracht ist (Bild 2.15).

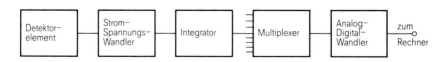

Bild 2.14
Meßelektronik des SOMATOM (Übersichtsschaltbild)

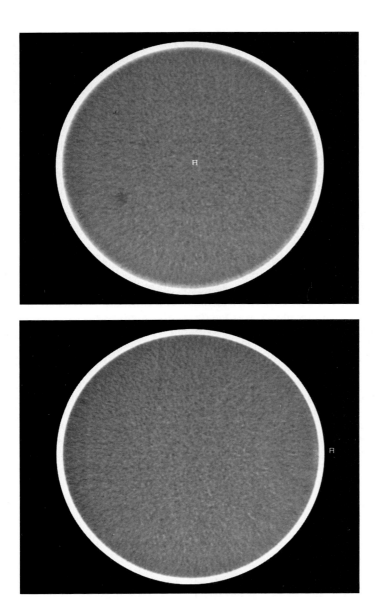

Bild 2.15
Homogenität beim SOMATOM. Ein homogenes Objekt (Wasserphantom) wird mit örtlich konstanter mittlerer CT-Zahl wiedergegeben, auch unabhängig von seiner Lage im Meßfeld (oben zentrisch, unten exzentrisch)

Rechner

Der Rechner eines modernen CT-Systems hat sehr verschiedenartige Aufgaben zu erfüllen:

Meßdatenerfassung,
Bildaufbau,
Bildwiedergabe,
Bildauswertung und
Bildarchivierung.

Zur Bewältigung dieser Aufgaben ist ein Rechner erforderlich, der die meist einander widersprechenden Eigenschaften hoher Rechengeschwindigkeit und großer Flexibilität in sich vereint. Beim Rechnersystem des SOMATOM (Bild 2.16) werden diese Eigenschaften durch die Kombination eines weltweit verbreiteten Kleinrechners (PDP 11/44 bzw. PDP 11/24[1]) mit unserem programmierbaren schnellen Spezialrechner BSP 11 erreicht.

Der Kleinrechner ist als Steuerrechner (Host Computer) eingesetzt; er steuert und überwacht die Gerätefunktionen, koordiniert die Datenerfassung und Bildberechnung und kontrolliert die peripheren Datenspeicher (Magnetplatte, Diskette, Magnetband).

Der Spezialrechner BSP 11 berechnet aus den Meßdaten das jeweilige Bild. Die Rechengeschwindigkeit ist dabei so hoch, daß die Meßdaten schritthaltend mit ihrer Aufnahme verarbeitet werden können und das fertige Bild unmittelbar nach Beendigung des Aufnahmeablaufs verfügbar ist.

Der Kleinrechner wäre mit dieser Aufgabe bei der hohen Datenmenge (bei 704 Meßkanälen bis zu 1 013 760 Meßwerte) und Datenrate (im Mittel $\approx$ 1,5 Mbit/s völlig überfordert. Sein Bus, d. h. das Signalleitungssystem, das die Zentraleinheit, den Speicher und die Peripheriegeräte miteinander verbindet, wäre nicht in der Lage, die erforderlichen Datentransfers in der zur Verfügung stehenden Zeit zu bewältigen und sein Rechenwerk könnte die erforderlichen Operationen ebenfalls nicht in dieser Zeit ausführen. Dazu wird ein Rechner benötigt, der in der Lage ist, nicht nur einzelne Daten, sondern ganze Datenfelder (Arrays), z. B. sämtliche Meßdaten einer Projektion mit einem einzigen Befehl einer bestimmten Operation zu unterwerfen. Der Rechner BSP 11 ist ein solcher speziell auf die Bedürfnisse der Bildberechnung aus Projektionen zugeschnittener Arrayprozessor; er besitzt ein eigenes Bussystem, das mit dem Bus des Host-Computers über ein Interface verbunden ist. Durch diesen separaten Bus, an dem die Speicher und Rechenwerke des Spezialrechners BSP 11 angeschlossen sind, ist es möglich, die direkt in den Rechner BSP 11 einlaufenden Meßdaten dort allen Korrekturrechnungen zu unterwerfen, die Faltung der einzelnen Projektionen und

---

[1]) Hersteller Digital Equipment

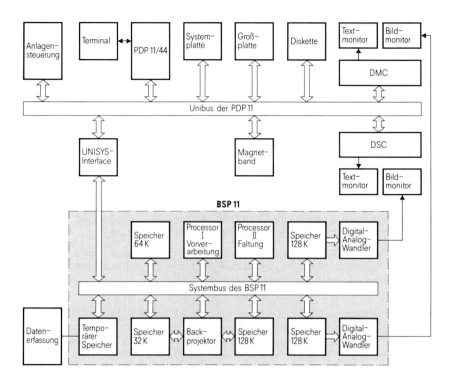

Bild 2.16 Datenverarbeitungssystem des SOMATOM (Übersichtsschaltbild)

anschließend die Rückprojektion in den Bildaufbauspeicher vorzunehmen, ohne den Bus des Host Computers zu belasten. Während der Aufnahme werden lediglich die vorverarbeiteten Meßdaten an den Bus des Steuerrechners zur Speicherung auf einer Magnetplatte übergeben. Die Leistungsfähigkeit der Rechenwerke für die Meßdatenvorverarbeitung, Faltung und Rückprojektion ist so gewählt, daß diese drei Verarbeitungsschritte nach dem Pipelineprinzip erfolgen können, d. h. während die Daten einer bestimmten Projektion vorverarbeitet werden, wird die vorhergehende Projektion gefaltet und die dieser vorausgehende Projektion dem Rückprojektionsvorgang unterworfen. Durch dieses Konzept wird eine mit dem Aufnahmevorgang schritthaltende Datenverarbeitung ermöglicht.

Neben den für den Bildaufbau erforderlichen Rechenwerken und Speichern enthält der Rechner BSP 11 auch die für die Umsetzung der Bilder in ein Fernsehbild erforderlichen Bildwiederholspeicher, Fensterschaltungen zur Auswahl des darzustellenden Schwächungswertebereiches und Digital-Analog-Umsetzer.

Die Leistungsfähigkeit des Rechners BSP 11 kann sehr einfach durch unterschiedliche Bestückung mit Rechenwerken und Speichern an die jeweils gewünschten Aufgaben angepaßt werden. So sind für die einfacheren Versionen des SOMATOM anstelle von Bildmatrizen mit 512x512 Elementen nur solche mit 256x256 Elementen vorgesehen. Die 256x256 Matrizen erscheinen manchem Betrachter bei der Wiedergabe auf dem Bildschirm als zu grob. Daher besteht die Möglichkeit, mit entsprechender Hardware die grobe Matrix bei der Wiedergabe in eine 512x512-Matrix zu interpolieren; sie erscheint dann dem Auge angenehmer, ohne daß sich der Informationsgehalt durch diese Interpolation geändert hätte. Bild 2.17 demonstriert die Wiedergabe ein und desselben Objektes mit den drei verschiedenen Matrizen.

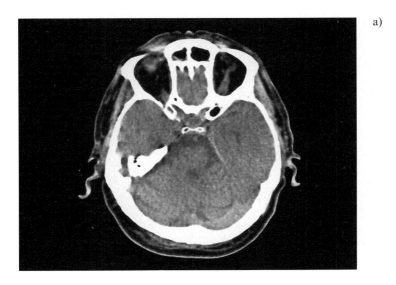

Bild 2.17
Wiedergabe ein- und derselben Aufnahme mit den verschiedenen Matrizen:
512x512 (a), 256x256 (b), 512x512 aus 256x256 interpoliert (c)

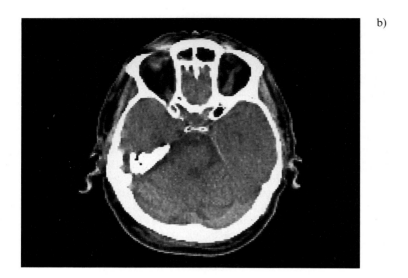

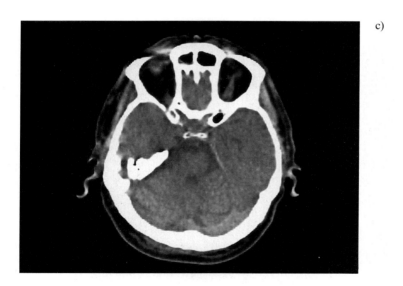

Bild 2.17 (Fortsetzung)

Bedienkonsole

Die Anlage wird bedient über die »Hauptkonsole« (DMC Diagnostic Main Console); sie trägt den Dialogmonitor, den Bildmonitor und eine Eingabeeinheit (Bild 2.18), die neben der üblichen Schreibmaschinentastatur eine größere Anzahl von Funktionstasten umfaßt und außerdem eine Widerstandsplatte mit Griffel zur Positionseingabe enthält. Die Hauptkonsole ist über ein Interface an den Bus des Steuerrechners angeschlossen. Neben allen für eine Aufnahme erforderlichen Bedienungsschritten ermöglicht sie auch, sämtliche Archivierungsvorgänge – einschließlich der Photographie – auszulösen und alle Bildauswertungsfunktionen aufzurufen, die das SOMATOM bietet.

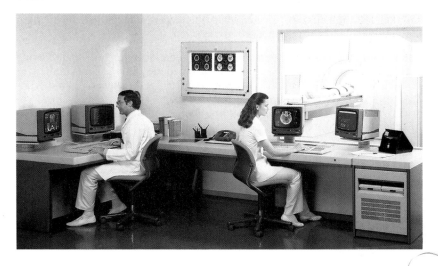

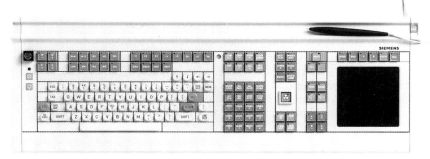

Bild 2.18
Haupt- und Auswertekonsole (oben) des SOMATOM und ihr Bedienfeld (unten)

75

Auswertekonsole

Da sich erfahrungsgemäß Bildauswertung und Aufnahmebetrieb besonders bei hohem Patientenaufkommen behindern, kann die Anlage im Bedarfsfall mit einer zusätzlichen Auswertekonsole (DSC Diagnostic Sattelite Console) ausgerüstet werden, die sich äußerlich nur geringfügig von der Hauptkonsole unterscheidet und auf gleichem Wege wie diese an das Rechnersystem angekoppelt ist. Diese Art der Auswertekonsole bietet gegenüber einem vom Rechner des CT-Systems völlig unabhängigen Auswerteplatz den Vorteil, daß ohne weiters vom Auswerteplatz auf sämtliche peripheren Speicher der Anlage zugegriffen werden kann und die Möglichkeit besteht, aus gespeicherten Meßdaten auch von der Auswertekonsole aus mit Hilfe des schnellen Bildaufbaurechners der Anlage erneut Bilder zu rekonstruieren. Selbstverständlich läßt sich aus entsprechenden Anlagenkomponenten auch ein völlig unabhängiger Auswerteplatz zusammenstellen.

Andererseits besteht die Möglichkeit, durch den Aufbau eines Datennetzes (z. B. ETHERNET, DECNET o. ä.) verschiedene Anlagen zusammenzuschalten, wobei nicht nur CT-Systeme, sondern z. B. auch CT- und MR-Anlagen miteinander verbunden werden können. Dabei sind allerdings Abstriche bezüglich der Datenübertragungsgeschwindigkeit zu machen, durch die eine solche Kopplung auf Bildübertragung eingeschränkt wird.

Massenspeicher

Der Einsatz eines weitverbreiteten Standard-Rechners als Steuerrechner ermöglicht ohne besonderen Aufwand die Verwendung sämtlicher für dieses System verfügbarer Massenspeicher (Bild 2.19) als Bild- bzw. Meßdatenspeicher. Neben dem in jeder Grundkonfiguration des SOMATOM enthaltenen Disketten-Doppellaufwerk und einem Magnetplattenlaufwerk – bei den neueren Anlagen in Winchestertechnologie mit 2 x 25 MByte – sind Magnetplatten mit einer Speicherkapazität von z. Z. bis zu 456 MByte anschließbar. Eine solche Platte faßt etwa 3300 Aufnahmen als 256 x 256 Matrizen. Dies entspricht etwa einer Wochenproduktion. Sobald optische Speicherplatten für das Steuerrechnersystem verfügbar sein werden, wird man auch diese am SOMATOM einsetzen können. Dabei wird sich die Speicherkapazität mindestens verdoppeln. Speicher derart großer Kapazität erlauben zwar ein sehr bequemes Arbeiten, bergen jedoch auch die Gefahr des Verlustes einer großen Anzahl von Aufnahmen bei einer eventuellen Zerstörung oder unbeabsichtigten Löschung des Datenträgers in sich.

Neben Disketten kann als preiswertes Langzeit-Archivierungsmedium auch eine Magnetbandeinheit angeschlossen werden, wobei ein 800-m-Band 195 Bilder als 256 x 256 Matrizen zu speichern ermöglicht.

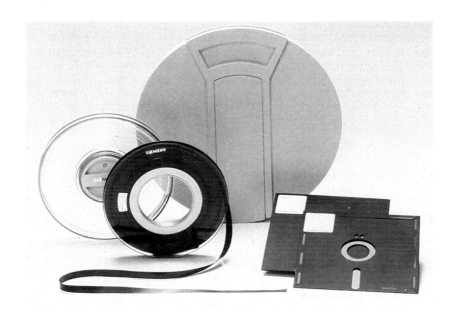

Bild 2.19   Massenspeicher am SOMATOM

2.6.2 Software

Betriebssystem und Programmsprache

Der Steuerrechner läuft unter dem Betriebssystem RT 11 XM[1]). Dieses Betriebssystem bietet neben der Möglichkeit zur Speichererweiterung über den bei einer 16-bit-Maschine direkt adressierbaren Speicherbereich von 32 K-Worten hinaus auch die Möglichkeit zum Foreground-Background-Betrieb. Diese Eigenschaft wird beim gleichzeitigen Anschluß von DMC und DSC genutzt: die Bedienkonsole läuft im Foreground, die Auswertekonsole im Background. Die beiden Konsolen nutzen die vorhandene Rechnerkapazität dabei im Time-Sharing-Betrieb, wobei das DMC Priorität hat, um sicherzustellen, daß eine Aufnahme bei Auslösung auch stets durchgeführt werden kann, ohne durch einen vom DSC aus angestoßenen Vorgang verzögert zu werden. Die zur Aufnahme, Bildauswertung, Prüfung und Einstellung der Anlage erforderliche Software wurde je nach Zweckmäßigkeit im PDP 11-Assembler, BSP 11-Assembler oder FORTRAN IV erstellt.

---

[1]) Digital Equipment Corporation

Die Befehle zur Anlagenbedienung sind ihrer Struktur den im Betriebssystem des Steuerrechners benutzten Befehlen sehr ähnlich: jeder Befehl besteht aus drei – in wenigen Fällen auch vier – signifikanten Buchstaben und kann i. allg. durch ebenfalls dreibuchstabige Optionen, die vom Hauptbefehl und untereinander durch Schrägstriche getrennt sein müssen, ergänzt werden. Hinzu kommen ggf. noch Angaben über Quell- und Bestimmungsort und Nummern von Bild- oder Meßdatensätzen. So bewirkt z. b. der Befehl

COP/DAT DU 0 : 1 MS 0 :

die Kopie des Meßdatensatzes Nr. 1 von der Platte DU 0 zum Magnetband MS 0, wobei die Nummer auf dem Band nicht vorgegeben werden darf, da das Programm automatisch für eine fortlaufende Numerierung sorgt.

Bedienungskonzept

Das SOMATOM bietet zahlreiche Aufnahmeparameterkombinationen, z. B. zwei Werte der Röntgenröhrenspannung, sieben verschiedene Aufnahmezeiten, dabei jeweils bis zu drei mAs-Werte und drei bzw. vier unterschiedliche Schichtdicken. Ähnlich viele Möglichkeiten gibt es bei den Bildrekonstruktionsparametern, z. B. acht Faltungskerne, drei Hochauflösungsmoden, verschiedene Artefaktkorrekturen, Zoomfaktoren zwischen 1 und 10 und nahezu beliebige Wahl des Rekonstruktionszentrums. Entsprechend vielfältig ist das Angebot an Bildauswertungsfunktionen. Eine solche Vielfalt kann bei der Bedienung zum Problem werden, wenn nicht Hilfsmittel vorhanden sind, den Dialog, der zur Auswahl der Parameterkombinationen bzw. Auswertungsfunktionen erforderlich ist, zu vereinfachen und abzukürzen:

▷ Für immer wieder benötigte Befehle sind fest zugeordnete Funktionstasten vorgesehen; hier handelt es sich z. B. um
Aufnahmeauslösung,
Patientenliegenvorschub,
Standard-Archivierung,
Kameraauslösung,
Bildabruf aus dem temporären Bildspeicher,
Fensterung,
CT-Zahl-Bestimmung,
Wahl einer kreisförmigen Meßfläche (ROI),
Abstands- und Winkelmessung,
Auflistung der auf einem Speichergerät gespeicherten Meßdaten und Bilder (Directory) und
Aufruf der Befehlsliste (Help-Listing);

▷ Vom Benutzer der Anlage können 16 Meßparametersätze definiert werden, die dann bei Bedarf durch ein kurzes Kommando ohne jeden weiteren Dialog und z. T. (drei Topogramm-Parametersätze und neun Tomogramm-Parametersätze) einfach durch Tastendruck aufrufbar sind;

▷ Schließlich sind am DMC und DSC jeweils acht Funktionstasten vorhanden, die vom Anwender mit beliebigen Befehlen belegt werden können, so daß dann zum Aufruf eines solchen Befehls nur die entsprechende Taste zu betätigen ist. Jede der acht Tasten kann dabei insgesamt viermal belegt werden, wobei die jeweils acht Befehle der zuvor aus den vier Befehlsgruppen gewählten Gruppe ohne weitere Eingaben durch Tastendruck anwählbar sind. Insgesamt sind also 32 Funktionen vorprogrammierbar.

Diese Einrichtungen erlauben einen nahezu dialogfreien Betrieb der Anlage bei Standarduntersuchungen. Im Bedarfsfall können aber über Dialog sämtliche Möglichkeiten der Aufnahmeparameterkombination, Bildrekonstruktion und Bildauswertung, die die Anlage bietet, angewählt und genutzt werden.

Aufnahme und Bildrekonstruktion

Standardmäßig wird bei jeder Aufnahme der vorverarbeitete Meßdatensatz auf der Betriebssystemplatte abgespeichert, so daß auf Wunsch aus dem gleichen Datensatz weitere Bilder – z. B. mit verändertem Bildcharakter (Faltungskern, Hochauflösung) oder verändertem Rekonstruktionszentrum und Abbildungsmaßstab (Zoomfaktor) – berechnet werden können, bis der Datensatz bei Anfertigung der nächsten Aufnahme überschrieben wird. Im Bedarfsfall gibt es jedoch auch die Möglichkeit, sämtliche oder ausgewählte Meßdatensätze auf einer entsprechend zugeordneten Magnetplatte zu speichern, so daß auch nach Ende einer Untersuchung noch zusätzliche Bilder berechnet werden können. Dies kann bei Vorhandensein eines DSC ohne Störung des Aufnahmebetriebs dann von dieser Konsole aus erfolgen.

Bildauswertung

Für die wichtigste Art der Bildauswertung, nämlich die Auswahl eines begrenzten Abschnittes aus dem CT-Zahlenumfang einer Bildmatrix zur Darstellung auf dem Monitor stehen neben der kontinuierlichen Fenstereinstellung acht Funktionstasten zur Verfügung, die mit je zwei Fenstereinstellungen belegt werden können, so daß sich diese Fenster einfach durch Knopfdruck anwählen lassen. Durch Kombination je eines Fensters aus den beiden Gruppen läßt sich sehr einfach eine Doppelfenstertechnik realisieren. Jedes – auch ein durch Tastendruck angewähltes – Fenster kann beliebig verändert werden. Zur besonderen Bedienungsvereinfachung ist die Mitte eines der programmierbaren Fenster auf die mittlere CT-Zahl an jeder beliebigen, mit Hilfe des Widerstandsgriffels zu markierenden Stelle des Bildes automatisch einstellbar.

Die Kennlinie, nach der die Umsetzung der CT-Zahlen in Leuchtdichtewerte erfolgt, ist beliebig veränderbar und kann daher z. B. an die Kennlinie des zur Bildaufzeichnung benutzten Filmmaterials angepaßt werden.

Neben der Fensterung bietet das SOMATOM zahlreiche weitere Funktionen zur Bildauswertung und -manipulation, z. B.

CT-Zahl-Messung an jeder beliebigen Bildstelle,
Ausdrucken der CT-Zahlen an einer gewählten Bildstelle,
Profilschnitte längs beliebiger Strecken im Bild,
Entfernungs- und Winkelmessung,
Flächen- und Volumenberechnung,
Statistische Auswertung von Meßfeldern (ROIs), wobei rechteckige, kreisförmige, elliptische und frei einzuzeichnende ROIs zur Verfügung stehen und bis zu drei ROIs gleichzeitig gespeichert werden können,
Häufigkeitsverteilungen der CT-Zahlen innerhalb der ROIs,
Spiegelung einer ROI an einer beliebigen Geraden im Bild,
Bildverschiebung,
Bildspiegelung,
Bilddrehung,
Bildvergrößerung,
Mehrfach-Bilddarstellung,
Addition von Bildern,
Subtraktion von Bildern,
Filterung von Bildern
(mit zehn verschiedenen Filterfunktionen, Bild 2.20),
Berechnung von Sekundärschnitten aus Aufnahmeserien, wobei beliebige ebene und sogar gekrümmte Schnittführungen möglich sind und
Wiedergabe einer Bildserie in so rascher Bildfolge, daß der Eindruck einer Filmserie entsteht.

Die von der SOMATOM-Software gebotenen Möglichkeiten für das Auswerten der Computertomogramme lassen kaum Wünsche offen. Sollte beim Anwender dennoch einmal der Wunsch bestehen, zusätzliche eigene Bildauswerteprogramme zu schreiben, so kann er dabei die Softwareoption USRLIB einsetzen. Diese Unterprogrammbibliothek erlaubt es, von FORTRAN-IV-Programmen aus den Bildwiederholspeicher, die Funktionstasten der Konsole und den Widerstandsgriffel anzusprechen; sie enthält daneben Routinen für Bildaufruf und -speicherung und für graphische Darstellungen am Bildschirm.

Auch für das Auswerten von Computer-Radiogrammen (»Topogrammen«) sind sämtliche Funktionen vorhanden. Die Topogramme können zur interaktiven Festlegung von bis zu drei zu untersuchenden Körperabschnitten, zur automatischen Positionierung der Patientenliege und zur Ermittlung des erforderlichen Kippwinkels der Abtasteinheit (z. B. bei Wirbelsäulentomogrammen) benutzt werden. Nach erfolgter CT besteht die Möglichkeit, die aufgenommenen Schichten einschließlich Angabe der laufenden Nummer im Topogramm zu markieren (Bild 2.21).

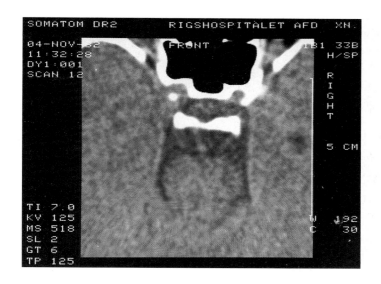

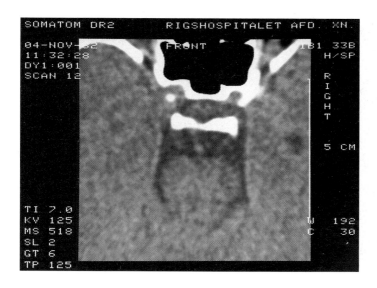

Bild 2.20
Bildfilterung als Beispiel einer Bildverarbeitungsfunktion des SOMATOM

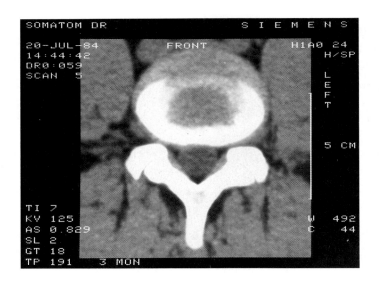

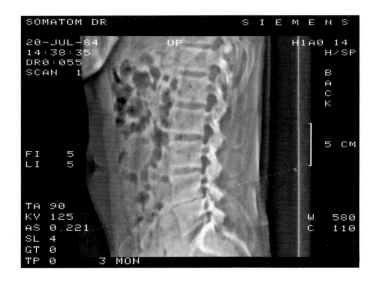

Bild 2.21
Lagezuordnung eines Tomogramms (oben) mit Hilfe eines Topogramms (unten)

Archivierung

Zur Bildaufzeichnung auf Film bietet das SOMATOM die Multiformat-Magazinkamera MULTISPOT M, die voll in das Datenverarbeitungssystem der Anlage integriert ist; sie ist softwaremäßig ansteuerbar und kann daher zur vollautomatischen Dokumentation (nach Eingabe einer entsprechenden Befehlsfolge) eingesetzt werden. Das verwendete Filmformat 24 cm x 30 cm läßt sich entweder für ein Großbild benutzen oder vier- bzw. neunfach unterteilen.

Für die Archivierung auf magnetischen Datenträgern werden am SOMATOM Disketten oder Magnetbänder eingesetzt. Magnetplatten finden i. allg. aus Kostengründen nur als temporäre Bild- und Meßdatenspeicher Verwendung. Für die Archivierung von Bilddaten stehen am SOMATOM vier Moden zur Verfügung: Die Speicherung ist entweder als 512 x 512- oder als 256 x 256-Matrix und dabei jeweils unkomprimiert oder komprimiert möglich. Bei unkomprimierter Speicherung bleibt die bei der Bildberechnung benutzte Zuordnung je eines vollen Speicherwortes zu einem Bildpunkt erhalten. Einschließlich der vier Headerblöcke sind die Datensätze dann 1028 bzw. 260 Blöcke (je 256 Worte) lang. Im Fall der komprimierten Speicherung wird diese Zuordnung aufgegeben und auf ungerade CT-Zahlen (d. h. ein bit Informationstiefe) verzichtet. Dies ist jedoch nicht mit einem erkennbaren Verlust an Bildqualität verbunden. Durch das Komprimieren wird die Länge der Bilddatensätze drastisch auf etwa ein Drittel der Länge der entsprechenden unkomprimierten Datensätze verringert. Die tatsächliche Länge eines komprimierten Datensatzes hängt vom Bildinhalt ab; daher sind hier nur ungefähre bzw. mittlere Angaben möglich.

Meist genügt die Archivierung von komprimierten 256 x 256-Matrizen. Eine Seite einer $8^1/_2''$-Diskette (Double density) ist dann in der Lage, etwa zehn Bilder zu speichern. Ein $10^1/_2''$-Magnetband von 800 m Länge faßt unter diesen Bedingungen bis zu 600 Aufnahmen.

Welches der beiden Medien dem jeweiligen Anwender als das geeignetere erscheint, ist zum einen eine Kostenfrage und zum anderen eine Frage der Zugriffshäufigkeit auf bereits archivierte Aufnahmen. Disketten sind sicher das teurere Medium. Allerdings betragen die Suchzeiten auf Disketten nur einen Bruchteil der mittleren Suchzeiten auf Magnetbändern. Das Magnetband sollte also nur dann als Archivmedium eingesetzt werden, wenn nur selten auf archivierte Aufnahmen zurückgegriffen werden muß.

Auch Meßdatensätze können archiviert werden, allerdings nur in unkomprimierter Form. Wegen der Länge der Datensätze (bis zu 4323 Blöcke) kommt als Archivmedium hierfür nur ein Magnetband in Frage. Da Meßdatensätze i. allg. nur sehr selten archiviert werden, bedeuten die Such- und Lesezeiten auf dem Magnetband keine besondere Einschränkung.

Der Vorgang der Archivierung erfordert vom Bedienenden nur einen geringen Aufwand:

Nach Anforderung der Archivierung für eine bestimmte Folge von Aufnahmen durch einen einzigen Befehl verbleibt ihm nur noch die Aufgabe, die Diskette zu wenden bzw. Diskette oder Band auszutauschen, wenn das Programm ihm meldet, daß keine weiteren Datensätze auf die jeweilige Diskettenseite bzw. das eingelegte Band passen.

Literatur

[1] Linke, G.: Technische Grundlagen der Computertomographie. Röntgenpraxis 30 (1977) S. 159–180
[2] Hounsfield, G. N.; Ambrose, J.; Perry, J. et al.: Computerized transverse axial scanning (tomography). British Journal of Radiology 46 (1973) S. 1016–1051
[3] Joseph, P. M.; Stockham, C. D.: The Influence of Modulation Transfer Function Shape on Computed Tomographic Image Quality. Radiology 145 (1982) S. 179–185
[4] Groedel, F. M.; Wachter, R.: Unter welchen Voraussetzungen ist die röntgenologische Qualitätsdiagnose der Lungentuberkulose praktisch möglich? Beiträge zur Klinik der Tuberkulose und spezifischen Tuberkulose-Forschung 69 (1928) S. 192–208
[5] Brooks, R. A.; Glover, G. H.; Talbert, A. J.; Eisner, R. L.; Di Bianca, F. A.: Aliasing: A Source of Streaks in Computed Tomograms. Journal of Computer Assisted Tomography 3 (1979) S. 511–518
[6] Birks, J. b.: The Theory and Practice of Scintillation Counting. London: Pergamon Press 1967

3 Anwendungen von CT-Systemen

In den einführenden Kapiteln wurden die Kenngrößen und Leistungsmerkmale von CT-Systemen unter physikalischen Gesichtspunkten dargestellt und die Möglichkeiten zur Realisierung, die sich von seiten der Gerätetechnik anbieten, behandelt. An dieser Stelle ist nun darzulegen, welche zusätzlichen Forderungen an Physik und Technik sich aus den Gegebenheiten der klinischen Anwendung ergeben. Auch die Gewichtung der physikalischen Kenngrößen und der technischen Alternativen sollte von dieser Seite geprüft werden.

Die Forderungen und Gewichtungen einzelner Leistungsmerkmale hängen ab von der Zielsetzung des Anwenders. Dem soll in diesem Kapitel durch getrennte Betrachtung von Aspekten der Routineanwendungen, der Spezialanwendungen und der wissenschaftlichen Arbeiten Rechnung getragen werden. An erster Stelle der Erörterung muß die Routineanwendung stehen, da sie das Gesamtkonzept festlegt. Die Diskussion hierzu ist entsprechend dem Ablauf einer Routineuntersuchung aufgebaut; wesentliche Aspekte betreffen dabei natürlich alle Anwendungsbereiche gleichermaßen.

3.1 Aspekte der Routineanwendung

3.1.1 Allgemeine Forderungen an die Bedienung des CT-Gerätes

Die Forderungen an die Bedienung eines CT-Gerätes sind durch die klinische Situation bedingt und allgemein bekannt. Die Bedienung sollte einfach sein, also möglichst wenige Aktionen und Dialogeingaben des Bedienpersonals erfordern und damit auch die Anforderungen an die Schulung niedrig halten. Dies ist besonders wichtig, da das Gerät für Notfallsituationen rund um die Uhr zur Verfügung stehen muß. Zu diesen Forderungen gehört auch die Sicherheit der Bedienung. Da der Arbeitsplatz CT-Gerät meist sehr stark ausgelastet ist, ist eine ergonomisch günstige Gestaltung zusätzlich angezeigt.

Es ist schwierig, zu diesen Forderungen allen individuellen Bedürfnissen entsprechende Lösungen anzubieten. Deshalb muß man von Hardware und Software her soviel Flexibilität bieten, daß der jeweilige Anwender das Bedienkonzept mit festlegen kann. Möglichkeiten hierzu bieten sich in großem Umfang, wie in den folgenden Abschnitten illustriert werden soll.

Generell steht der Forderung nach einfacher Bedienung die Notwendigkeit einer Vielfalt von Aufnahmeparametern, Rekonstruktionsparametern und Auswertefunktionen gegenüber, die nötig sind, um die Möglichkeiten eines modernen CT-Gerätes voll auszunutzen. Dies darf aber nicht den Zwang zu einer Wahl zwischen einem Minimalprogramm, das automatisch per Knopfdruck abläuft, und beliebig komplizierten Bediendialogen bedeuten; denn beliebige Befehlsfolgen und Bedienfolgen können einfach vorprogrammiert werden, so daß das entsprechende Programm auf Knopfdruck gestartet werden kann (vgl. 2.6.2). Der Anwender erhält damit volle Freiheit, eigene Funktionen zu definieren und abzuspeichern; diese Programme können dann mit geringem Aufwand oder von weniger geschultem Personal einfach nachvollzogen werden. Diese Möglichkeiten beziehen sich auf den gesamten Befehlsvorrat des Gerätes; sie können also bei der Wahl der Meßparameter ebenso eingesetzt werden wie bei Auswerte- oder Archivierfunktionen.

Eine Lösung für die Forderung nach Ergonomie des Arbeitsplatzes ist in Bild 2.18 dargestellt. Bedienpult und Auswertepult können getrennt aufgestellt werden, beide entsprechen sich aber vom Aufbau her. Alle Bedienfunktionen und Eingaben sind jeweils auf ein bewegliches Bedienfeld konzentriert, das in optimale Reichweite des Bedienenden gebracht werden kann. Die Funktions- und Meßprogrammtasten werden vom Hersteller vorbelegt, können aber vom Anwender beliebig programmiert werden.

3.1.2 Lagerung und Positionierung des Patienten

Das Patientengut in der Computertomographie reicht vom Kleinkind bis zum korpulenten Erwachsenen und schließt in ihrer Bewegungsfähigkeit behinderte und traumatisierte Patienten ein. Das Ziel bei der Konstruktion des CT-Gerätes ist es, eine möglichst einfache und sichere Lagerung für all diese Patienten zu bieten. Um die gewünschten Schichten problemlos aufnehmen zu können, müssen geeignete Lagerungsmittel zur Verfügung stehen, das Meßfeld groß, die Gantry kippbar sein und geeignete Positionierungshilfen zur Verfügung stehen.

Es gibt zahlreiche Hilfsmittel zur Lagerung. In vielen schwierigen Fällen ist es vorteilhaft, wenn die Lagerung in Ruhe außerhalb des Untersuchungsraums vorgenommen werden kann, wenn also ein Wechseltisch zur Verfügung steht (Bild 3.1a). Lagerungshilfen (Bild 3.1b) sind erforderlich, um den Patienten auf der Tischplatte in einer gewünschten Position bequem lagern zu können und gleichzeitig möglichst zu immobilisieren.

Die Schnittführung ist in der CT nicht beliebig wählbar, Abweichungen von der transversalen Schicht, wie z.B. bei Wirbelsäulenuntersuchungen oder Untersuchungen an der Schädelbasis häufig gefordert, sind nur beschränkt möglich. Größtmögliche Flexibilität ist dadurch zu erreichen, daß die Gantry in beiden Richtungen kippbar ist, daß geeignete Lagerungshilfen, wie z.B. bewegliche Kopfhalterungen, zur Verfügung stehen und daß sowohl

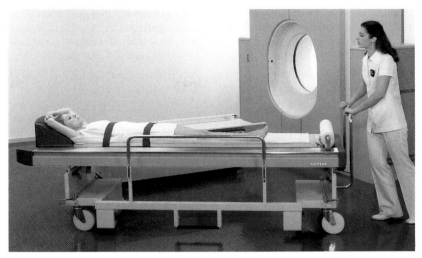

a) Der Wechseltisch ermöglicht es, in schwierigen Fällen den Patienten außerhalb des Untersuchungsraumes ohne Zeitdruck auf dem Untersuchungstisch zu lagern

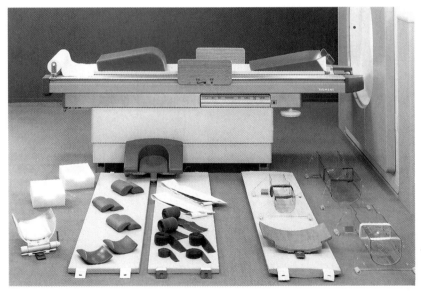

b) Zahlreiche Lagerungshilfen stehen zur Verfügung, um den Patienten komfortabel zu lagern und möglichst zu immobilisieren. Babyschalen in unterschiedlichen Größen dienen der sicheren Lagerung von Kleinkindern

Bild 3.1   Patientenlagerungsmittel

Meßfeld und Gantryöffnung einen möglichst großen Radius aufweisen (Bild 3.2). Je größer dabei das Meßfeld ist, desto geringer ist die Gefahr, daß durch Körperteile oder Gegenstände außerhalb des Meßfeldes Artefakte oder CT-Wertverfälschungen verursacht werden (vgl. 1.5.5).

Die Positionierung des Patienten kann sowohl mit Lichtvisier als auch durch eine digitale Übersichtsaufnahme durchgeführt werden. Die Übersichtsaufnahme hat sich, insbesondere bei hoher Anforderung an die Positioniergenauigkeit, als probates Mittel durchgesetzt. Sie erlaubt die exakte Anwahl ganzer Untersuchungsbereiche und damit eine fast automatisch ablaufende Untersuchung (Bild 3.3) und bietet zudem zusätzlich Vorteile bei der Auswertung und Dokumentierung (s. u.). Die Positioniergenauigkeit liegt bei modernen CT-Geräten im Bereich von einigen Zehntelmillimetern. Die Übersichtsaufnahmen sind dabei aus unterschiedlichen Richtungen möglich, beim SOMATOM aus beliebigen Positionen von 0 bis 359°.

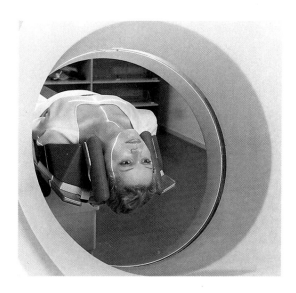

Bild 3.2
Direkt koronale Schichtführung mit schwenkbarer Kopfhalterung und Gantrykippung um 25 Grad

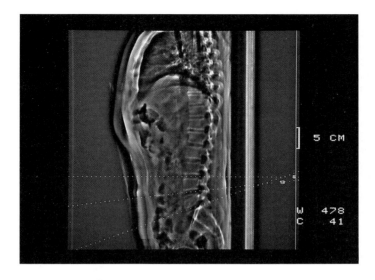

Bild 3.3
Laterales Topogramm der Wirbelsäule. Die Übersichtsaufnahme dient dazu,
die optimale Gantryneigung zu bestimmen und den Patienten exakt zu positionieren.
Mehrere Untersuchungsbereiche können vorgewählt werden

3.1.3 Wahl der Meßparameter und Untersuchungsablauf

Bei gegebener klinischer Fragestellung wird der Untersuchungsablauf weitgehend durch die Bedienbarkeit des CT-Gerätes (s. o.) und die zur Verfügung stehenden Meßparameter bestimmt. Die wichtigsten Meßparameter sind

▷ die Meßzeit pro Scan und die Scanfrequenz,
▷ die Dosis (mAs) und
▷ die Schichtdicke.

Die Wahl der einzelnen Parameter ist zum Teil miteinander verknüpft.

Scanzeiten ab 1 s aufwärts stehen an modernen Scannern zur Verfügung, 2 bis 7 s können als Standardwert angesehen werden. Bei erhöhten Anforderungen an die Bildqualität, insbesondere an die Kontrastauflösung, sind generell höhere Aufnahmezeiten erforderlich; denn hierzu ist eine höhere Dosis erforderlich. Und diese kann nur über einen längeren Zeitraum erbracht werden, da die Leistung jeder Röntgenröhre begrenzt ist.

Die gleiche Überlegung trifft auf die Scanfrequenzen zu. Eine beliebig schnelle Folge von Schichten über einen längeren Zeitraum ist nur bei niedriger Dosis möglich. Die Grenze wird auch hier durch die Belastbarkeit der Röntgenröhre bestimmt; die Bedeutung der Leistungsfähigkeit dieser Systemkomponente für einen möglichst zügigen Ablauf des Routinebetriebs muß unterstrichen werden.

Die Wahl der Dosis, die direkt proportional zum mAs-Wert (dem Produkt aus Röhrenstrom in Milliampere und Scanzeit in Sekunden) ist, muß also mit der Wahl der Scanzeiten und -frequenzen abgestimmt werden. Die Erfordernisse werden dabei natürlich auch durch die Patientendicke bestimmt. Werte bis etwa 500 mAs sollten für den Routinebetrieb zur Verfügung stehen.

Die Wahl der Schichtdicke muß abhängig von der untersuchten Region und der gegebenen Fragestellung getroffen werden. Dicke Schichten gewährleisten einen raschen Untersuchungsablauf, dünne Schichten können erforderlich werden bei höheren Anforderungen an die Ortsauflösung und zur Vermeidung von Teilvolumenartefakten.

Außerdem wird häufig die Möglichkeit geboten, unterschiedliche Hochspannungswerte zu wählen. In der Praxis wird hiervon kaum Gebrauch gemacht. Es kommt meist nur ein Standardwert zur Anwendung, der vom Hersteller unter Berücksichtigung der Vorfilterung und des Detektors empfohlen wird. Die optimale Dosisnutzung und eine möglichst geringe Belastung des Patienten sollten hierbei im Vordergrund stehen (vgl. 2.5.1). Unterschiedliche kV-Werte für verschiedene Anwendungen können aber von Vorteil sein; für eine Anwendung der Zwei-Spektren-Methode in der CT sind sie unbedingt erforderlich.

3.1.4 Bildrekonstruktion und -auswertung

Die notwendigen Rechenzeiten stellen den entscheidenden Parameter bei der Bildrekonstruktion dar; das Ideal besteht zweifellos darin, daß das Bild mit Beendigung des Scans erscheint (Sofortbild). Die Bedeutung des Sofortbildes oder sehr kurzer Rechenzeiten läßt sich von mehreren Seiten begründen: Aus arbeitstechnischer oder rein menschlicher Sicht; denn niemand, der ein CT-Gerät »bedient«, wartet gerne ab, bis der Computer das Bild berechnet hat und ausgibt. Auch aus wirtschaftlicher Sicht, denn kurze Rechenzeiten bedeuten meist einen schnelleren Untersuchungsablauf und damit auch einen höheren Patientendurchsatz. Die entscheidenden Gründe liefern aber untersuchungstechnische Aspekte und die Patientensicherheit. Das Ergebnis der laufenden Untersuchung sollte jederzeit so weit wie möglich zur Verfügung stehen. Optimal ist die sofortige Kontrolle nach jedem Scan, ob z. B. die Meßparameterwahl korrekt war und die Bildrekonstruktion optimal ist (Bild 3.4), ob der Untersuchungsbereich erweitert werden

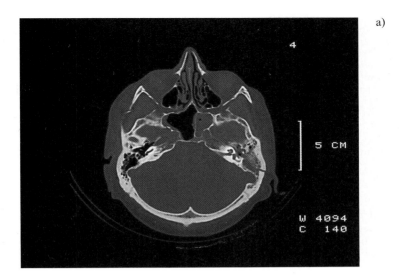

a)

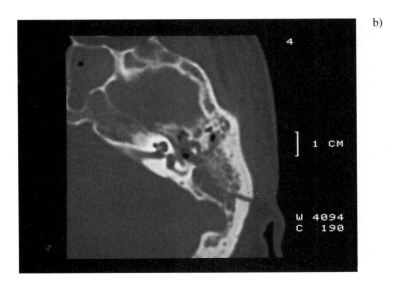

b)

Bild 3.4
Sofortbilder können mit beliebigen Rekonstruktionsparametern gewählt werden:
(a, c) Normalrekonstruktionen, (b) Exzentrischer Zoom im Hochauflösungsmode,
(d) Exzentrischer Zoom bei Normalrekonstruktion

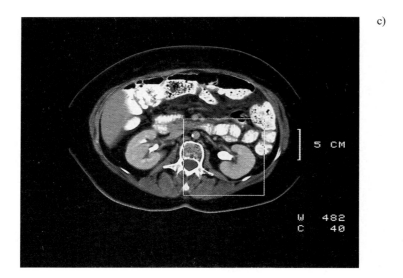

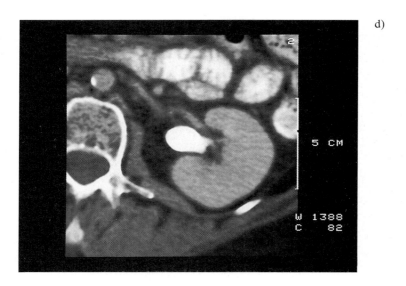

Bild 3.4 (Fortsetzung)

muß oder die Untersuchung abgebrochen werden kann. Dies ist besonders wichtig bei nicht kooperativen oder traumatisierten Patienten und bei Kontrastmitteleinsatz. Scannen ohne Bildkontrolle kann zur Folge haben, daß der Patient durch unnötig viele Schichten belastet wird oder daß sich erst, wenn der Patient den Untersuchungsraum schon verlassen hat, ergibt, daß zusätzliche Schichten erforderlich sind.

Die Auswertung der CT-Bilder am Bildschirm ist in vielen Fällen der Auswertung von Filmen überlegen und wird durch zahlreiche Softwarefunktionen unterstützt (vgl. 2.6.2). Die Auswertefunktionen reichen von der Erfassung von Dichtewerten, von einfachen geometrischen Parametern wie Abstand und Winkel oder Volumen bis zu statistischen Funktionen. All diese gewinnen, insbesondere für Spezialanwendungen (s. u.), stetig an Bedeutung. Hinzu kommen weitergehende Auswertefunktionen, bei denen aus dem vorliegenden Bildmaterial zusätzliche neue Bilder synthetisiert werden können. Für die Routineanwendungen kommen hier hauptsächlich die Erzeugung von Sekundärschnitten (Bild 3.5) und die Übertragung von Konturen einer Läsion in die Übersichtsaufnahme (Bild 3.6) in Frage. Diese zusätzlichen Bilder liefern oft weniger dem Radiologen als den weiterbehandelnden Chirurgen oder Strahlentherapeuten wesentliche Informationen.

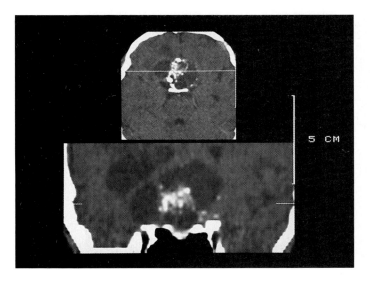

Bild 3.5
Sekundärschnittrekonstruktionen. Aus den direkt aufgenommenen Transversalschichten (obere Bildhälfte) können beliebige zusätzliche Schichten berechnet werden. Das Beispiel (untere Bildhälfte) zeigt einen koronaren Schnitt durch die Hypophysenregion

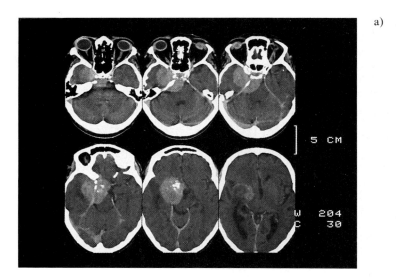

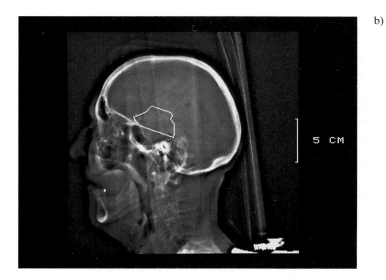

Bild 3.6
Information aus dem CT-Bild kann in die Übersichtsaufnahme übertragen werden. Die Konturen einer Läsion, die nur im CT-Bild sichtbar ist (a), werden für die Therapieplanung in das laterale (b) und das a. p. Topogramm (c) übertragen

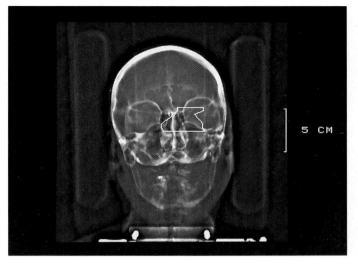

Bild 3.6 (Fortsetzung)

Aus den zahlreichen und häufig angewendeten Möglichkeiten zur Bildauswertung ergeben sich zwei Forderungen. Um den Meßbetrieb nicht zu behindern oder einzuschränken, sollte die Auswertung an einem separaten Pult erfolgen (Bild 2.18). Dies hat häufig den zusätzlichen Vorteil, daß der Radiologe ungestört außerhalb des Untersuchungsraumes arbeiten kann. Eine weitere Forderung ist offensichtlich wieder, daß die Auswertefunktionen von der Rechenzeit her schnell ablaufen müssen, um routinemäßig angewendet zu werden. Hilfreich ist es, wenn die erforderlichen Bediendialoge einfach vorprogrammiert werden können, so daß entsprechende Befehlsfolgen auf Knopfdurck ablaufen. Beim SOMATOM hat der Anwender volle Freiheit, eigene Funktionen zu definieren und abzuspeichern.

3.1.5 Bilddokumentation und -archivierung

Dokumentation des Untersuchungsergebnisses und Archivierung des Bildmaterials nehmen einen wesentlichen Zeitanteil des Routinebetriebes ein. Maßnahmen, die diesen Anteil senken können, verdienen besondere Beachtung. Im Mittelpunkt stehen dabei in der Praxis die fotografische Dokumen-

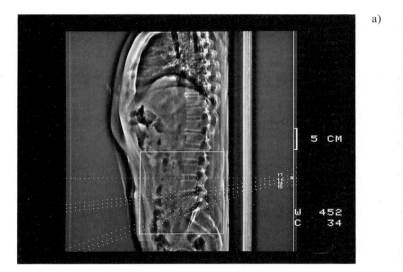

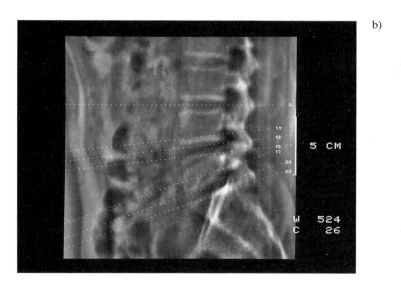

Bild 3.7
Die Folge der aufgenommenen Schichten wird übersichtlich und sinnfällig im Topogramm dokumentiert (a). Eine verbesserte Übersicht wird bei einer großen Anzahl Schichten durch nachträgliche Vergrößerung der Aufnahme erzielt (b)

tation und die Archivierung der digitalen Bilder auf Magnetband. Optische Speicher und PACS-Systeme (Picture Archiving and Communication Systems) sind zu diesem Zeitpunkt für den Routinebetrieb noch nicht relevant.

Die fotografische Dokumentation ist zur Zeit sicher die wichtigste Art der Langzeit-Archivierung. Hierzu stehen Multiformatkameras zur Verfügung, die weitgehend beliebige Unterteilungen des Transparentfilms vom Großformat bis zum Diapositiv zulassen. Eine Arbeitserleichterung ist durch softwaregesteuerte Magazinkameras möglich, wie z. B. die Multispot M, die von der SOMATOM-Software voll unterstützt wird. Der Einsatz eines Filmmagazins an sich bedeutet schon eine Arbeitserleichterung, da das häufige Wechseln von Filmkassetten entfällt. Es kann aber sogar der gesamte Fotografierablauf automatisiert werden, wobei die gewünschte Darstellung jedes Bildes bezüglich Fenstereinstellung und Kennlinie vorher festgelegt wird. In jedem Fall sollte die Kamerabedienung vom zentralen Bedienpult aus erfolgen.

Die Software bietet noch zusätzliche Unterstützungsfunktionen bei der Dokumentation. Aufnahme- und Patientendaten, Ergebnisse der Auswertung sowie Pfeilmarkierungen und Kommentare können eingeblendet und die untersuchten Schichten zur Orientierung im Topogramm eingetragen werden (Bild 3.7). Frei definierbare Kennlinien für den Monitor oder die Filmkamera erlauben eine Optimierung des Bildergebnisses.

Durch Archivierung der digitalen Bilder auf Magnetspeichermedien bleibt der volle Informationsinhalt erhalten, Bildauswerte- und Verarbeitungsfunktionen können z. B. jederzeit wieder eingesetzt werden. Durch die typischen Zugriffszeiten auf den Speicher (z. B. das Magnetbandgerät) können für den Routinebetrieb störend lange Speicherzeiten auftreten. Einfache Abhilfe kann durch Verlagerung der Archivierung auf das Auswertepult oder die Abendstunden erzielt werden. Eine eingehendere Erörterung der Problematik wurde in 2.6 gegeben.

3.2 Spezialanwendungen

Spezialverfahren in der CT wurden schon sehr früh entwickelt. Einige davon, z. B. die dynamische Computertomographie, sind inzwischen etabliert und sollten an heute verfügbaren CT-Systemen durchführbar sein; viele andere Verfahren befinden sich in Entwicklung oder Erprobung.

In diesem Abschnitt werden die wichtigen, heute bekannten Spezialanwendungen beschrieben und es wird erläutert, welche Geräteeigenschaften jeweils entscheidend sind für ein optimales Untersuchungsergebnis. Forderungen an das CT-Gerät, die sich bei wissenschaftlichen Arbeiten außerhalb der vom Hersteller vorgegebenen Möglichkeiten ergeben, werden im nächsten Abschnitt behandelt.

3.2.1 Optimierung der Bildqualität

Das einfachste Beispiel einer speziellen Anwendung der Computertomographie ist das Optimieren der Bildqualität für besondere klinische Anwendungen. Entsprechende Maßnahmen werden oft vernachlässigt, weil sie angeblich den ›Routinebetrieb‹ belasten oder weil das CT-Gerät nur unzureichende Möglichkeiten bietet. Als Beispiele sind

▷ Dünnschichttechnik,
▷ Hochauflösungs-CT und
▷ Hochdosistechnik

zu nennen. Wesentliche technische und physikalische Aspekte zu diesen Techniken wurden schon in den Kapiteln 1 und 2 erläutert. Hier sollen im Hinblick auf die klinische Anwendung ihre Vor- und Nachteile abgewogen und präzisiert werden, unter welchen Voraussetzungen der Zeitaufwand und die Anforderungen an das Bedienpersonal so niedrig gehalten werden können, daß das Optimieren der Bildqualität routinemäßig möglich wird.

Dünnschichttechnik

Die Darstellung dünner Schichten ist erforderlich für das optimale Erkennen kleiner Details und häufig auch zur Abschwächung physikalisch bedingter Teilvolumenartefakte. Die Ortsauflösung senkrecht zur Aufnahmeschicht wird hierdurch gesteigert, die dargestellten Volumenelemente werden kleiner und nähern sich eher dem Ideal eines Würfels (vgl. 1.2.5).

Ein bekanntes Beispiel sind Untersuchungen des Innenohrs, aber die gleiche Notwendigkeit, dünne Schichten abzubilden, ergibt sich bei fast allen Untersuchungen der Schädelbasis und der Orbita. Auch bei Untersuchungen der Wirbelsäule oder bei orthopädischen Fragestellungen, wie z. B. der Gelenkdarstellung, ist die Dünnschichttechnik diagnostisch interessant. Ein zusätzlicher Vorteil ist offensichtlich die Möglichkeit, die Qualität von Sekundärschnitten zu steigern, wie in Bild 3.8 am Beispiel von Kiefergelenksaufnahmen demonstriert wird.

Es ist allerdings bei der Dünnschichttechnik unvermeidlich, daß sich dabei eine größere Anzahl Schichten für den gleichen Untersuchungsbereich ergibt und, falls die Auflösung niedriger Kontraste erforderlich ist, ebenfalls eine erhöhte Dosis, um eine vergleichbare Signalhöhe wie bei breiteren Schichten zu erhalten. Dünnschichttechnik im Routinebetrieb ist also nur bei schneller Scanfolge und hoher Röhrenleistung möglich. Um von echter Dünnschichttechnik sprechen zu können, müssen Schichten mit optimierten Empfindlichkeitsprofil (vgl. 1.2.5) von 1 bis 2 mm zur Verfügung stehen.

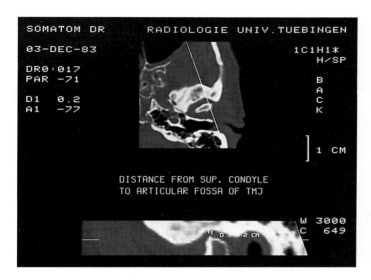

Bild 3.8
Hochauflösungsaufnahmen des Kiefergelenks mit 1 mm Schichtdicke (obere Bildhälfte). Hieraus ergeben sich hervorragende Sekundärschnittrekonstruktionen (untere Bildhälfte). Der Abstand zwischen der oberen Funktionsfläche des Kondylus und der Gelenkpfanne kann hier exakt bestimmt werden und beträgt 0,2 cm

Hochauflösungs-CT

Unter Hochauflösungs-CT versteht man spezielle Bildrekonstruktionsverfahren, bei deren Anwendung die für das gegebene CT-System maximal erreichbare Ortsauflösung voll ausgeschöpft wird. Bei einigen Gerätetypen bestehen die Nachteile für den Anwender darin, daß die entsprechenden Verfahren lange Rechenzeiten beanspruchen oder daß die Hochauflösungs-CT-Bilder erst nach Abschluß der Untersuchung mit gesonderten Programmen berechnet werden können. Routinemäßig kann Hochauflösungs-CT nur betrieben werden bei Bildrekonstruktion während oder sofort nach der Untersuchung, also nur mit kurzen Rechenzeiten. Das SOMATOM bietet diese Möglichkeit; Hochauflösungs-CT-Bilder können sogar wahlweise mit der Aufnahme im Sofortbild-Mode erstellt werden, wobei Zoomfaktor und Rekonstruktionszentrum beliebig wählbar sind (Bild 3.9).

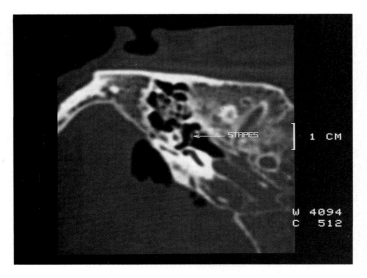

Bild 3.9
Hochauflösungsaufnahme des Innenohrs. Bei Dünnschichttechnik kommt auch der Stapes gut zur Darstellung

Hochdosistechnik

Ziel der Hochdosistechnik ist die Darstellung niedrigster Kontraste, z. B. im Zentralnervensystem; hohe Dosis ist hier gleichbedeutend mit niedrigem Rauschen und hoher Kontrasterkennbarkeit. Ein hocheffizientes Detektorsystem ist dabei erforderlich, um das angebotene Signal voll auszunutzen und den Patienten nicht unnötig zu belasten. Das CT-Gerät sollte für spezielle Indikationen Werte in der Größenordnung von 1000 mAs bieten (Bild 3.10). Relativ kurze Untersuchungszeiten sind hier nur mit hochleistungsfähigen Röntgenröhren zu erreichen (Das SOMATOM ermöglicht bei 1036 mAs 9 Aufnahmen je 10 min mit einer Kontrastempfindlichkeit von 0.1 % (1 HU) bei 8 mm Detailgröße bzw. o.3 % (3 HU) bei 4 mm Detailgröße).

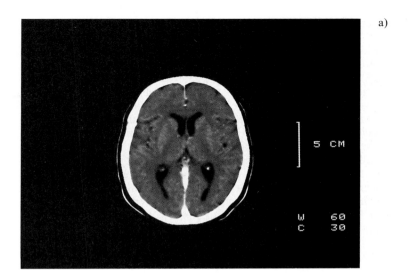

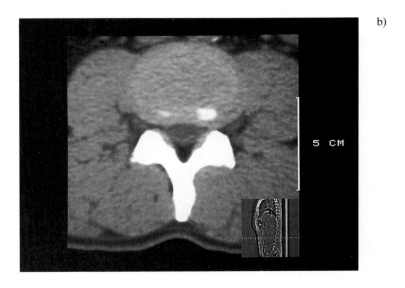

Bild 3.10
CT-Aufnahmen mit hoher Dosis (1036 mAs) dienen der rauscharmen Darstellung niedrigster Kontraste im Schädel (a) und im Spinalkanal (b)

3.2.2 Quantitative Computertomographie

Das CT-Bild stellt ein bemerkenswert gutes Korrelat zum anatomischen Schnittbild dar. Neben dieser rein morphologischen Information, die schon in vielen Fällen die Diagnose ermöglicht, liefert die CT-Untersuchung aber zusätzlich noch quantitative Informationen. Die CT-Zahlen ermöglichen nämlich absolute und reproduzierbare Aussagen über die Dichte und in gewissem Maße über die chemische Zusammensetzung des untersuchten Körperbereiches. Diese quantitative Information kann z. B. herangezogen werden, um den Mineralgehalt von Knochen [1] oder den Fettgehalt der Leber [2] (Bild 3.11) zu bestimmen, oder sie ermöglicht in manchen Fällen Aussagen über den Typ oder die Gut- oder Bösartigkeit einer Läsion [3]. Eine vollständige Übersicht über die Vielzahl der Anwendungen und das umfangreiche Schrifttum kann hier nicht gegeben werden. CT-Zahlen werden in den Kliniken, die über ein physikalisch korrekt ausgestattetes CT-System verfügen, bei sehr vielen diagnostischen Fragestellungen hinzugezogen; ein Durchbruch der quantitativen Computertomographie ist allerdings noch nicht zu verzeichnen.

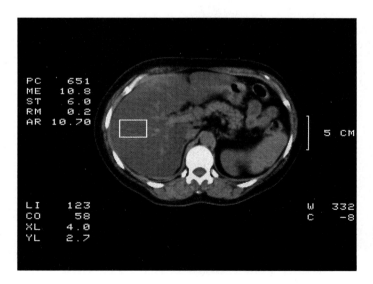

Bild 3.11
Quantitative CT besteht im einfachsten Fall darin, den Mittelwert über die CT-Werte in einem gekennzeichneten Areal (ROI) zu bestimmen. Im gezeigten Beispiel wird dadurch versucht, den Fettanteil im Lebergewebe zu bestimmen

Ein wesentlicher Grund für die oft mangelnde Akzeptanz der quantitativen Auswertung liegt darin, daß bisher die Ergebnisse von einem CT-System praktisch nicht auf ein anderes übertragen werden können. In der Fachliteratur wurde inzwischen aufgezeigt, daß an einigen Scanner-Typen die CT-Werte keine absolute Aussagekraft besitzen und insbesondere auch von Größe und Positionierung des Patienten innerhalb der Gantryöffnung abhängen [4, 5]. Ein Bewußtsein für Probleme dieser Art hat sich erst relativ spät gebildet.

Streustrahlung, Strahlaufhärtungsprobleme oder der Umstand, daß das Meßfeld wesentlich kleiner als die Gantryöffnung gehalten wird, sind vorrangige Gründe dafür, daß die CT-Werte abhängig von Patientengröße und -lagerung schwanken (vgl. 1.5). Das SOMATOM-Konzept bietet optimale Voraussetzungen, um CT-Wert-Verfälschungen auszuschließen oder zumindest auf ein Minimum zu begrenzen. Dies ist auf folgende Maßnahmen zurückzuführen: Der mitbewegte Detektor ermöglich eine effektive Streustrahlenkollimierung. Aufhärtungseffekte sind am SOMATOM durch starke Filterung mit einem flachen Kupferfilter minimiert. Es steht ein großes Meßfeld zur Verfügung.

Die besondere Stärke des SOMATOM gegenüber anderen Systemen ist die leicht durch vergleichende Messungen überprüfbare Genauigkeit und Reproduzierbarkeit von CT-Werten unter den unterschiedlichsten Aufnahmebedingungen. Eine wesentliche Erweiterung der Möglichkeiten, quantitative Computertomographie zu betreiben, ist vom Einsatz der Zwei-Spektren-Methode zu erwarten, die z. Z. erprobt wird (vgl. 3.3.5).

Quantitatives Auswerten von CT-Bildern als Zusatz- oder alleinbestimmende Information für die Diagnose ist jederzeit routinemäßig möglich, wenn geeignete Auswertemöglichkeiten vorhanden sind.

3.2.3 Dynamische Computertomographie

Unter dem Stichwort ›Dynamische Computertomographie‹ werden in der Fachliteratur CT-Anwendungen beschrieben, die darauf abzielen, neben der Morphologie auch Informationen über Durchblutung und Funktion eines Organs zu gewinnen (dabei werden nach intravenöser Kontrastmittelgabe in schneller Folge Aufnahmen einer Schicht erstellt und der zeitliche Verlauf der Kontrastmittelanreicherung beurteilt). Aber auch EKG-getriggerte Aufnahmen des Herzens und schnelle, automatisch ablaufende Untersuchungen ganzer Organe oder Organabschnitte werden zur dynamischen CT gezählt. Den unterschiedlichen Fragestellungen entsprechend sind die Anwendungen der dynamischen Computertomographie im Schrifttum mit Serien-CT, Angio-CT, Sequenz-CT, Cardio-CT oder dynamische CT mit automatischen Tischvorschub (Auto-CT) bezeichnet.

Forderungen an die dynamische Computertomographie

Folgende Forderungen werden als wesentlich für erfolgreiches klinisches Arbeiten angesehen:
▷ schnelle Aufnahmefolgen
▷ Möglichkeit der quantitativen Auswertung
▷ hohe zeitliche Stabilität
▷ hohe Kontrastempfindlichkeit und
▷ flexible und reproduzierbare Bedienung.

Die schnelle Aufnahmefolge ist eine Grundvoraussetzung für die Darstellung schneller physiologischer Vorgänge. Sie erfordert kurze Aufnahmezeiten, hohe Aufnahmefrequenzen und damit auch kurze Totzeiten zwischen den Aufnahmen. Die genaueste Differenzierung von Läsionen ist häufig in der Einflutphase des Kontrastmittelbolus möglich, z. B. um Gefäßveränderungen (Aneurysmen, arterio-venöse Fehlbildungen) darzustellen oder die arterielle und kapilläre Phase in parenchymatösen Organen zu erfassen. Hierzu sind innerhalb weniger Sekunden mehrere Aufnahmen einer Schicht erforderlich (Bild 3.12).

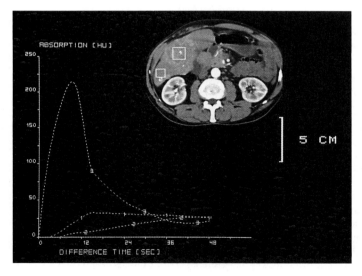

Bild 3.12
In der dynamischen CT werden nach Kontrastmittelbolusinjektion in schneller Folge (12 Scans je Minute in diesem Beispiel) Aufnahmen einer Schicht gemacht,
um den zeitlichen Verlauf der Kontrastmittelanreicherung zu bestimmen.
Eine unterschiedliche Kontrastierung der Regionen 1 und 2, die sich hier nur in der Frühphase ergibt, ist dadurch zu erfassen

Um einen ganzen Organbereich in der kurzen Zeit zu erfassen, während der die Kontrastmittelkonzentration hoch ist, ist wiederum eine hohe Aufnahmefrequenz bei schnellem Tischvorschub gefordert (Bild 3.13). Zur direkten Darstellung des Herzens in einer Bewegungsphase sind Aufnahmezeiten im Bereich von Bruchteilen einer Sekunde wünschenswert. Die maximalen Forderungen liegen also sehr hoch. Sie müssen mit den physikalischen Möglichkeiten und den übrigen Forderungen in Übereinstimmung gebracht werden.

Die Möglichkeit der quantitativen Auswertung, also z. B. Dichteveränderungen in gekennzeichneten Arealen zahlenmäßig zu erfassen und in Kurvenform darzustellen, ist wichtig. Die Software bietet meist ausreichende Möglichkeiten. Entscheidend ist, daß die Daten, die der Auswertung zugrunde gelegt werden, von ausreichender Güte sind. Die Einzelbilder einer dynamischen Serie sollten also generell frei von Artefakten sein, und das Gerät sollte die Voraussetzungen bieten, um quantitative CT betreiben zu können (vgl. 3.2.2).

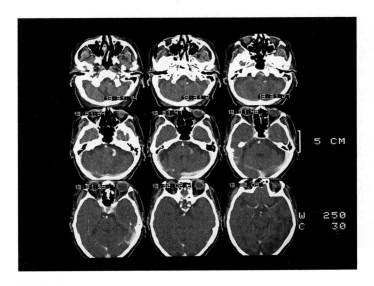

Bild 3.13
Um einen ganzen Organbereich nach Kontrastmittelgabe möglichst rasch zu untersuchen, können Aufnahmen und Tischvorschub vorprogrammiert werden und automatisch ablaufen (Auto-CT). Die gezeigten neun Aufnahmen wurden in 55 s erzielt

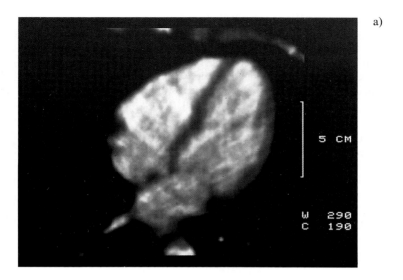

a)

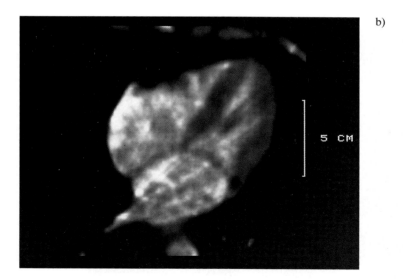

b)

Bild 3.14
Rekonstruktion einer Schicht durch das Herz in Enddiastole (a) und Endsystole (b)
aus acht EKG-getriggerten CT-Aufnahmen

Zusätzlich ist Stabilität des Gerätes gegen zeitliche Schwankungen erforderlich. Dies gilt in besonders hohem Maß für EKG-getriggerte Aufnahmen des Herzens (Bild 3.14); denn hier müssen Meßdaten aus aufeinanderfolgenden Scans zu einem Datensatz zusammengesetzt werden, aus dem Bilder des Herzens in einer Bewegungsphase rekonstruiert werden [6]. Entsprechend ist dieses Verfahren äußerst artefaktanfällig gegen Schwankungen, die von Generator, Röhre oder Bewegungsablauf des Gerätes herrühren. Es kann nur an Gerätetypen, die höchste Stabilität des Meßvorganges bieten, implementiert werden.

Eine weitere wesentliche Forderung für die quantitative Auswertung ist hohe Kontrastempfindlichkeit. Denn klinisch interessant ist meist nicht das Darstellen des Bolus in den großen Gefäßen, sondern das Dokumentieren geringer Veränderungen der Kontrastmittelkonzentration oder kleiner Unterschiede der Kontrastmittelanreicherung in benachbarten Bereichen eines Organs. Bei der dynamischen CT müssen also genügend hohe mAs-Werte je Scan zur Verfügung stehen.

Die Forderung nach flexibler und reproduzierbarer Bedienung hängt weitgehend von der Gerätesteuerung und der Software ab. Wesentlich ist hier die freie Wahl verschiedener Scanfrequenzen während einer Serie, also z.B. die Möglichkeit, die maximale Aufnahmefrequenz in der Frühphase des Boluseintritts und anschließend niedrigere Frequenzen vorzuprogrammieren und automatisch ablaufen zu lassen. Entsprechendes gilt für die automatisch und damit schnellstmöglich ablaufende Untersuchung eines ganzen Organs oder Organbereichs (Auto-CT).

Technische Problemstellung

An dieser Stelle soll erörtert werden, welche Probleme sich für die Technik aus diesen Forderungen ergeben. Hierzu sind die einzelnen Systemkomponenten zu betrachten.

Vom Detektorsystem, der Meßelektronik und von der Datenerfassung her zeigen sich keine prinzipiellen Probleme. Es steigen allenfalls der Aufwand und damit die Kosten. Dies gilt unabhängig davon, ob man ein Gerät mit bewegtem oder feststehendem Detektor betrachtet.

Auch von der Konstruktion her ergeben sich keine Unterschiede zwischen den unterschiedlichen Systemen, wenn es darum geht, kürzeste Scanzeiten zu erreichen. Denn in beiden Fällen müssen große Massen (entweder Röntgenröhre und Detektor oder Röntgenröhre und die zur Auswuchtung nötigen Gegengewichte) in kürzester Zeit beschleunigt, nach der Aufnahme abgebremst und wieder in entgegengesetzter Drehrichtung beschleunigt werden. Die Zusatzbedingung für gute Bildqualität, nämlich äußerste Präzision und Stabilität des Meßvorgangs, muß auch während der Rotation dieser großen Massen eingehalten werden. Die auftretenden Beschleunigungskräfte sind allerdings so groß, daß eine wesentliche Erhöhung der Scanfrequenz bei den heutigen Geräten nicht möglich ist.

Eine entscheidende Grenze bezüglich der genannten Forderungen wird aber durch die Röntgenröhre gezogen. Jede Röntgenröhre ist in ihrer Leistung bekanntlich begrenzt. Extrem kurze Scans werden generell mit entsprechend niedrigen mAs gefahren (vgl. 3.1.3). Durch den mAs-Wert, bzw. durch die dazu proportionale Dosis, ist aber auch die Kontrastempfindlichkeit festgelegt (vgl. 1.4). Abhängig von der speziellen Anwendung muß eine gewisse Kontrastempfindlichkeit und somit ein mAs-Wert je Scan gewählt werden. Dadurch ist zusätzlich auch die maximale Anzahl Scans einer Serie für den jeweils benutzten Röhrentyp vorgegeben, abhängig vor allem von der Wärmespeicherkapazität der Anode.

Es ist nicht sinnvoll, die Scanzeit weiter zu verkürzen, ohne daß eine ausreichende Dosis gewährleistet ist. Die Röntgenröhre muß also als die begrenzende Systemkomponente für die dynamische CT betrachtet werden.

Möglichkeiten heutiger CT-Technik

Ziele und Probleme sind somit definiert. Es ist vorrangig, in der Geräteentwicklung für die dynamische CT auf höchstmögliche Röhrenleistung und, damit diese nicht ungenutzt bleibt, auf größte Detektoreffizienz hinzuarbeiten. Die geometrische Effizienz und die Quanteneffizienz des Detektorsystems haben natürlich noch zusätzlich besondere Bedeutung bezüglich der Patientendosis, ein Aspekt, der gerade in der dynamischen CT nicht vernachlässigt werden darf.

Um nach den obigen allgemeinen Betrachtungen das tatsächlich Erreichte und Erreichbare konkret darzustellen, soll kurz auf das Beispiel SOMATOM zurückgegriffen werden, das für alle genannten Anwendungsbereiche der dynamischen Computertomographie spezielle Lösungen bietet (aktuell angebotene Parameter sollten jeweils den Datenblättern entnommen werden).

Serio-CT

Die maximale Aufnahmefrequenz beträgt zwölf Aufnahmen je Minute. Unter Ausnutzung des Bild-Splits (Berechnung von drei zeitlich versetzten Einzelbildern aus einer Aufnahme) ist damit eine Bildrate von maximal 36 Bildern je Minute erzielbar. Bei Frequenzen bis zu neun Aufnahmen je Minute steht dabei das Bild sofort nach der einzelnen Aufnahme zur Verfügung und ermöglicht ständige Kontrolle der Kontrastmittelkonzentration und der aufgenommenen Schicht. Bis zu 25 Aufnahmen können mit der maximalen Frequenz durchgeführt werden. Durch Vorprogrammierung

können innerhalb einer dynamischen Studie fünf Abschnitte mit unterschiedlichen Aufnahmefrequenzen angewählt werden.
Neben zahlreichen Auswertefunktionen und Modellen zur Kurvendarstellung bietet die Auswertesoftware die Möglichkeit des CINE DISPLAY. Hierbei können zwölf Bilder mit wählbarer Geschwindigkeit (bis zu 30 Bilder/s) wiederholt dargestellt werden. Dies läßt eine Beurteilung der Kontrastmitteldynamik zu, die über die Möglichkeit der gebräuchlichen Parameterbilder hinausgeht.

Auto-CT

Schnellste Scan-Folgen mit automatischem Schichtvorschub sind insbesondere interessant, um einen kompletten Körperbereich nach einer Bolusinjektion möglichst rasch zu erfassen. Bis zu elf Körperaufnahmen, bzw. 7,5 Schädelaufnahmen sind je Minute möglich. Unter Sofortbildkontrolle werden 8,5 bzw. 6,2 Aufnahmen je Minute erreicht. Wiederum besteht die Möglichkeit des CINE DISPLAY, das hier ein räumliches Abfahren des untersuchten Bereiches erlaubt.

Cardio-CT

Hier soll nur auf die EKG-getriggerte Aufnahmetechnik eingegangen werden, die es erlaubt, aus mehreren Aufnahmen einer Schicht, herzphasenbezogen verwischungsfreie Bilder des Herzens zu berechnen. Dazu werden sechs bis zwölf Scans derselben Schicht unter Sofortbildkontrolle aufgenommen. Von der klinischen Erfahrung her hat sich das Sofortbild als unabdingbar für die Cardio-CT erwiesen, um die Kontrastmittelkonzentration und den Atemzustand des Patienten überwachen zu können. Während der Messung wird das EKG erfaßt und automatisch den Meßdaten zugeordnet; die gemessenen Daten werden abgespeichert. Gleichzeitig wird der jeweilige Meßbeginn durch das EKG gesteuert (prospektives Gating!), was die effektivste Methode der Datengewinnung darstellt. Aus den einzelnen Scans wird anschließend für eine beliebige Herzphase ein kompletter Datensatz synthetisiert und als Bild rekonstruiert (Bild 3.14). Dieses Verfahren ist seit 1978 erfolgreich im klinischen Einsatz [7]; das SOMATOM ist das einzige Gerät auf dem Markt, das diesen Zusatz bietet.

3.2.4 Biopsie und Stereotaxie

Biopsien und stereotaktische Eingriffe können mit unterschiedlichen Zielsetzungen und Techniken durchgeführt werden, haben aber, gerade auch was die Forderungen an die CT-Technik angeht, viele Gemeinsamkeiten. Bei den Biopsien wird in diesem Zusammenhang nur die Nadelpunktion berücksichtigt. Die Nadel wird dabei unter radiologischer Kontrolle in einen verdächtigen Bezirk oder in die schon entdeckte Läsion geführt, um Gewebe für eine histologische Untersuchung zu entnehmen. Die Computertomographie ist hierzu erforderlich, wenn einfachere Methoden wie Ultraschall oder Röntgendurchleuchtung das Zielvolumen oder zwischen Einstichpunkt und Zielvolumen liegende Strukturen, die durch die Nadel gefährdet würden, nicht genau genug oder gar nicht darstellen können. In schwierigen Fällen wird die Biopsie unter Zuhilfenahme eines stereotaktischen Rahmens durchgeführt (s.u.).

Die Indikation für den Einsatz der CT bei stereotaktischen Eingriffen, die meist eine therapeutische Maßnahme darstellen, ist ganz ähnlich. Auch hier soll wieder ein Zielvolumen identifiziert und der günstigste Weg dorthin bestimmt werden. Durch die Art der Maßnahme bedingt, z. B. Herausschneiden eines kleinen Tumors oder Implantation radioaktiver Seeds, sind die Anforderungen höher als bei Biopsien. Bei der Untersuchung wird der Patient meist in einem stereotaktischen Rahmen fixiert, der ein Koordinatensystem definiert. Mit einfachen Programmen werden für beliebige Punkte im CT-Bild, insbesondere für den Zielpunkt und den Eintrittspunkt, die Koordinaten in diesem System berechnet und auf eine Zielvorrichtung übertragen. Der Eingriff kann je nach Schwere direkt im CT-Gerät, mit oder ohne sofortige Kontrolle, oder im Operationssaal durchgeführt werden (Bild 3.15).

Die spezifischen Anforderungen an das CT-Gerät sind durch die besondere Gefahr dieser Eingriffe bestimmt. Wichtig ist die räumliche Auflösung, um Zielpunkt und ggfs. Nadelposition genau zu bestimmen. Dabei bestimmt nicht die Auflösung in der Bildebene, die besser als 1 mm sein sollte (definiert durch den Durchmesser der kleinsten noch unterscheidbaren Bohrungen eines Auflösungstests, vgl. 1.2), sondern die Schichtdicke die Genauigkeit der Positionierung von der CT-Seite her. Noch wichtiger aber ist es, die gesamte Untersuchung schnell durchführen zu können, insbesondere muß das Bild sofort nach Scan-Ende erscheinen. Da Komplikationen nie ganz ausgeschlossen werden können, ist das Sofortbild eine Forderung hoher Priorität. Zusätzlich ist eine hohe Scan-Frequenz wünschenswert, da bei niedrigen Schichtdicken von 1 oder 2 mm eine größere Anzahl Aufnahmen notwendig werden können.

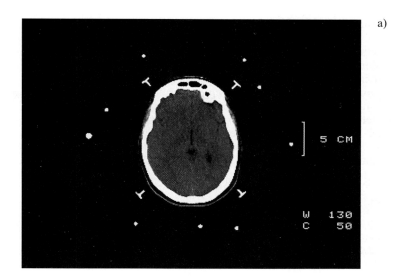

a)

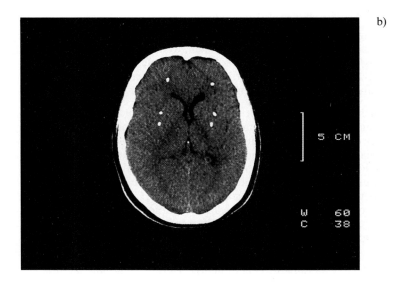

b)

Bild 3.15
Aus Aufnahmen, die den Patientenschädel mit dem Stereotaxierahmen zeigen (a), können Zielkoordinaten für den stereotaktischen Eingriff berechnet werden. Die Kontrollaufnahme (b) belegt die korrekte Implantation der Elektroden

3.2.5 Bestrahlungsplanung

Ganz allgemein hat die Computertomographie einen wesentlichen Fortschritt in der Tumordiagnostik herbeigeführt und damit indirekt auch eine verbesserte Basis für die Therapieentscheidung geschaffen. Zusätzlich liefert sie direkt wichtige Informationen für eine optimierte Strahlentherapieplanung. Daraus läßt sich nicht unbedingt eine Spezialanwendung der CT ableiten; vielmehr handelt es sich hier nur um eine spezielle Weiterverarbeitung der CT-Information. Trotzdem ergeben sich auch spezifische Forderungen an das CT-Gerät selbst, insbesondere an die Schnittstelle zum Therapieplanungssystem (Bild 3.16).

Die wesentliche Information aus einer Serie von CT-Bildern für die Therapieplanung besteht in den Angaben zu Größe und Volumen einer Läsion und ihrer exakten topographisch-anatomischen Zuordnung zu benachbarten Strukturen im dreidimensionalen Raum. Zur Berechnung von Dosiswerten muß das gesamte zu bestrahlende Volumen bekannt sein, für eine zuverlässige Berechnung muß eine reproduzierbare und möglichst genaue Zuordnung der lokalen Dichtewerte zu den gemessenen CT-Zahlen gewährleistet sein. Hier müssen also wieder die gleichen Forderungen an ein CT-Gerät gestellt werden, die oben allgemein bezüglich der Möglichkeiten zur quantitativen Auswertbarkeit erhoben wurden.

Die Übertragbarkeit der Bilder vom CT-System auf das benutzte Therapieplanungssystem kann ein Problem darstellen, wenn Produkte unterschiedlicher Hersteller und damit unterschiedliche Formate und Rechnerkomponenten benutzt werden. Am günstigsten ist es sicherlich, wenn der CT-Hersteller auch die Therapieplanung mit anbieten kann.

Dies ist auch in anderer Hinsicht von Vorteil. Im einfachsten Fall besteht die Möglichkeit, die beiden Systeme kostengünstig und mit niedrigen Anforderungen an die Raumplanung direkt miteinander zu verbinden. Als Beispiel kann hier das SOMADOS-System genannt werden. Bei einem vom CT-Gerät getrennten Planungssystem, was bei größeren Therapieabteilungen fast ausschließlich in Frage kommt, können gleiche Hardware- und Softwarekomponenten benutzt werden und die Erfahrung aus dem CT-Bereich mit einfließen. Als besonders erfolgreiche Beispiele können hier die Siemens-Therapieplanungssysteme (SIDOS, EVADOS) genannt werden, die inzwischen auch die schnellen, speziell für die CT-Bildberechnung entwickelten Rechner benutzen.

Dieser Schritt hat besondere Bedeutung, da bei der Weiterentwicklung der Therapieplanungssysteme vorauszusehen ist, daß man bald bezüglich der Rechengeschwindigkeit und -genauigkeit an die Grenzen der auf diesem Gebiet üblicherweise verwendeten Minicomputer stoßen wird.

Der Rechengeschwindigkeitsanspruch ist darin begründet, daß die das Bestrahlungsfeld beeinflußenden Größen, wie Blöcke, Mantelfelder, Kompen-

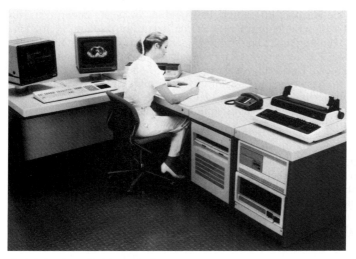

a) Arbeitsplatz für Therapieplanung

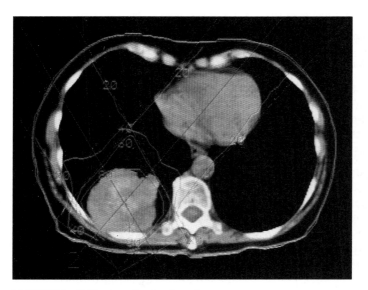

b) CT-Bild mit überlagerten Isodosenkurven

Bild 3.16 Therapieplanung

satoren, usw. die Rechenzeit je Stehfeld erheblich ansteigen lassen. Zusätzlich geht der Trend in der computergestützten Bestrahlungsplanung in Richtung höherer Genauigkeit. Diese höhere Genauigkeit erreicht man, indem man aufwendige Rechenverfahren anwendet und das Rechenraster für das Erreichen genauerer Isodosengenerierung immer feiner werden läßt. Die auf Minicomputern basierenden Bestrahlungsplanungssysteme, welche diese Genauigkeitsforderungen erfüllen wollen, werden unhandlich, da die Rechenzeit, speziell bei Bewegungsbestrahlungsfeldern, nicht mehr akzeptable Größenordnungen erreicht.

Die Anwendung eines Array-Prozessors bietet hier eine günstige Lösung; im vorliegenden Fall wurde eine Spezialversion BSP 11-TP des in der CT verwendeten Prozessors benutzt, der z. B. ein Stehfeld mit 14 000 Rechenpunkten innerhalb von 0,2 s berechnet. Details zu Therapieplanungssystemen sind anderen Quellen zu entnehmen. Entscheidend sind hier in die Zukunft weisende Überlegungen. So wird die zu erwartende echt-drei-dimensionale Bestrahlungsplanung, basierend auf einer größeren Anzahl von CT-Schichten, große Arbeitsspeicher und sehr hohe Rechengeschwindigkeiten erfordern. Der BSP 11-TP erfüllt beide Forderungen; ein Prozessor dieser Art ist nahezu eine Voraussetzung für die Realisierung solcher Systeme.

3.3 Wissenschaftliche Arbeiten

3.3.1 Problematik und Zielsetzung

Die Schwerpunkte der Forschung in der Röntgen-Computertomographie haben sich von der Seite der theoretischen Arbeiten, z. B. an Bildrekonstruktionsalgorithmen, und der Gerätetechnologie, die beide einen sehr hohen Stand erreicht haben, zu neuen Anwendungen hin verschoben. Entsprechend geben die Anwender der CT-Systeme immer häufiger entscheidende Anstöße. Sie sind aber – abgesehen von rein klinischer Forschung – in ihren Arbeiten dadurch eingeschränkt, daß sie ein fertiges System erhalten haben; denn wissenschaftliche Arbeiten, z. B. an neuen oder verbesserten Verfahren, zielen fast immer auf Systemeigenschaften, die über die vorgegebenen hinausgehen. Diese kann der Hersteller aber nicht in allen Fällen nachträglich bereitstellen.

Ein Ausweg aus solchen Problemsituationen ist dann zu erwarten, wenn das CT-System flexibel ausgelegt ist. Mögliche neue Anwendungen sollen implementiert werden können, ohne daß aufwendige Umrüstungen erforderlich sind oder sich prinzipielle Hindernisse zeigen. Dies bedeutet u. a. eine weitgehende Kontrolle und Steuerung des Gerätes durch Software und wurde beim SOMATOM konsequent realisiert. Daraus ergibt sich natürlich nicht nur ein Vorteil für die hier zu diskutierenden wissenschaftlichen Arbeiten sondern insbesondere eine hohe Zukunftssicherheit des Konzepts.

Es erhebt sich die Frage, welche konkreten Forderungen von wissenschaftlich orientierten Anwendern häufig vorgetragen werden. Die Möglichkeit, eigene Ansätze zur Verarbeitung oder Auswertung von Bildern direkt am CT-Gerät zu implementieren, stellt in vielen Fällen eine wesentliche Voraussetzung für eigenständiges wissenschaftliches Arbeiten des Anwenders dar. Solche Arbeiten werden durch direkte Zugriffsmöglichkeiten auf die CT-Hardware (insbesondere auf den Bildrechner, den Bildspeicher und die Bedienelemente wie Lichtgriffel und Potentiometer) wesentlich erleichtert oder überhaupt erst möglich gemacht; denn es ist nicht praktikabel oder routinegerecht, CT-Bilder auf ein beliebiges Computer-System zu übertragen, die Bilder ohne Sichtkontrolle zu verändern oder auszuwerten und danach wieder in das CT-System zurückzuübertragen. Eine weitere, häufig auftretende Forderung von Anwendern, die an grundlegenden Fragen der Computertomographie arbeiten, ist die, Zugriffsmöglichkeit auf die primär gewonnenen Meßdaten zu haben, aus denen die Bilder errechnet werden.

Entsprechende Möglichkeiten hat Siemens im Zuge der wissenschaftlichen Zusammenarbeit Anwendern des SOMATOM häufig geboten. Inzwischen wurden Programmbibliotheken erstellt, die es generell jedem Anwender erlauben, auf die CT-Hardware zuzugreifen. Dies soll weiter unten an aktuellen Beispielen erläutert werden, wobei es angebracht ist, sich in der Auswahl der Beispiele auf tatsächlich durchgeführte Projekte zu beschränken.

Eine komplette Liste aller vorgeschlagenen oder möglichen Arbeiten, aus denen sich jeweils Änderungen des Systems bezüglich Aufnahmetechnik, Bildberechnung, Bildnachverarbeitung oder Bildauswertung ergeben können, ist recht umfangreich. Gerade die Weiterverarbeitung, Manipulation oder Auswertung von CT-Bildern können beliebig verfeinert oder kompliziert werden, wenn auch Probleme der automatischen Konturfindung, der Mustererkennung oder Strukturanalyse mit einbezogen werden, zu denen zahlreiche unterschiedliche Ansätze in der Literatur existieren. In jedem dieser Fälle und bei den unten angeführten Beispielen muß die Gültigkeit eines Auswerteschemas oder der Wert einer Methode erst nachgewiesen werden. Der Hersteller kann nur das Werkzeug bereitstellen und muß die Klärung dieser Fragen dem forschungsorientierten Anwender überlassen.

3.3.2 Beispiel Auswertung von CT-Bildern des Herzens

Die Auswertung von Röntgenaufnahmen des Herzens nach geometrischen Modellen zur Bestimmung der Volumina und daraus resultierend der Funktionsparameter, z. B. der Ejektionsfraktion, stellt ein altes Problem dar. Über lange Zeit wurden Röntgenfilme zu diesem Zwecke nach unterschiedlichen Methoden manuell ausgewertet [8].

Es liegt nahe, solche Auswertemethoden auch auf CT-Aufnahmen des Herzens, die mit EKG-Triggerung gewonnen wurden (vgl. 3.2.3), anzuwenden.

Von zusätzlichem Interesse ist dabei, daß sich im CT-Bild auch der Herzmuskel beurteilen und seine Kontraktilität regional quantifizieren läßt. Da die Auswertung per Computer rasch möglich ist, können gleich mehrere Modelle berücksichtigt und hinsichtlich ihrer Brauchbarkeit verglichen werden.

Für diese Fragestellung wurde vom Anwender ein Programmsystem in der Programmiersprache FORTRAN erstellt, das am CT-Gerät und am unabhängigen Auswertepult ablauffähig ist; es benutzt dazu die Programmierbibliothek USRLIB und kann dadurch Lichtgriffel, Potentiometer und alle Graphikmöglichkeiten einsetzen. Der Bedienkomfort und die Ablaufgeschwindigkeit kommen dadurch dem der Systemprogramme nahe. Das vom Benutzer erstellte Programm muß allerdings getrennt von den Systemprogrammen ablaufen.

Die Auswertung der bereits vorher herzphasenbezogen rekonstruierten Bilder läuft in folgenden Schritten ab: das enddiastolische Bild wird in den Bildspeicher eingelesen und erscheint auf dem Monitor. Mit Hilfe des Lichtgriffels werden die Ventrikelbasis und die Ventrikelinnenkontur punktweise festgelegt. Jede Eingabe kann rückgängig gemacht werden. Im nächsten Schritt stellt das Programm die Verbindung von Basismittelpunkt und am weitesten entfernt liegenden Punkt auf der Kontur als Ventrikellängsachse zur Wahl. Mit Hilfe des Potentiometers können die Achsenendpunkte kontinuierlich verschoben werden, um eine bessere Orientierung der Längsachse zu erreichen. Ähnlich wird bei der Festlegung der Querachsen und Myocarddicken vorgegangen. Das Programm zeichnet Linien als Vorschlag ein, der Benutzer kann diese nachträglich verändern. Sobald alle Eingaben abgeschlossen sind (Bild 3.17a), berechnet das Programm die Myocarddicken, Achsenlängen und die gesamte und die regionalen Ventrikelflächen im korrekten Maßstab. Das Volumen wird nach unterschiedlichen Formeln gemäß Flächen-Längen-Methode, Flächen-Querschnittsmethode, Scheibchen-Summations-Methode und vom Benutzer modifizierten Modellen berechnet.

Um den gleichen Ablauf handelt es sich anschließend beim endsystolischen Bild (Bild 3.17b) und beliebigen weiteren Bildern des Herzzyklus. Neben den systolischen Werten werden gleichzeitig die prozentualen Veränderungen zwischen Systole und Diastole und das Herzschlagvolumen berechnet. Diese Ergebnisse läßt sich der Benutzer auf dem Drucker oder auf einem der Bildschirme in beliebiger Form ausgeben, so daß diese z. B. auch direkt als Dia abfotografiert werden können (Bild 3.17c).

Die gesamte Auswertung nimmt weniger als zwei Minuten in Anspruch. Neben dem Gewinn an Zeit und Genauigkeit, die diese Programme gegenüber der manuellen Auswertung von Filmen bieten, ist für den Benutzer die Möglichkeit besonders wichtig, beliebige eigene Ansätze in die Auswertung mit einzubeziehen.

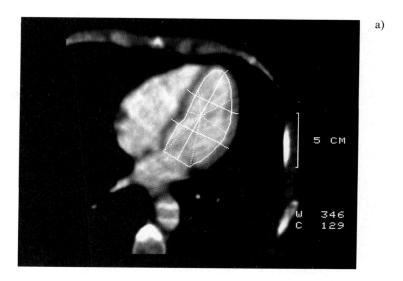

a)

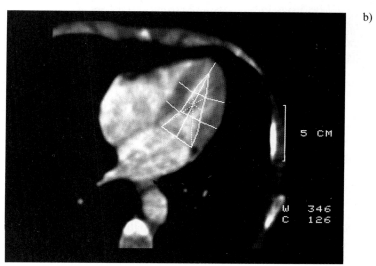

b)

Bild 3.17
Auswertung von Cardio-CT-Aufnahmen mit Benutzerprogrammen: Die Kontur wird in das diastolische (a) und das systolische (b) Bild mit dem Lichtgriffel eingegeben. Die Achsen werden vom Programm vorgegeben, sind aber durch den Benutzer beliebig veränderbar.
Die weitere Auswertung der Bilder bis hin zur Berechnung und dem Ausdruck der Ergebnisse (c) dauert mit diesem Benutzerprogramm weniger als zwei Minuten

			17-APR-80	c)
10.2.24	DIAST.	SYST.	[D-S]/D	
EV.-C.	100 %	8 %		
MYOC. AB	0.8	1.5	86. %	
MYOC. CD	0.8	1.6	114. %	
F.-C.	0.4	1.1	178. %	
L	8.8	6.3	28. %	
Q1	3.9	1.9	51. %	
Q2	3.5	1.1	68. %	
Q0	3.7	1.5	59. %	
F	28.7	10.0	65. %	
RF1	2.6	0.5	80. %	
RF2	1.3	0.2	82. %	
RF3	8.0	2.0	76. %	
RF4	4.1	0.5	87. %	
RF5	6.8	1.8	74. %	
VFLM	79.4	13.4	83. %	
VFQM	55.4	7.9	86. %	
VQM	62.6	7.6	88. %	
VSSM	76.4	15.3	80. %	
SVFLM			66.1	
SVFQM			47.5	
SVQM			55.0	
SVSSM			61.1	

Bild 3.17 (Fortsetzung)

3.3.3 Beispiel Topogramm – als diagnostisches Hilfsmittel

Digitale Übersichtsaufnahmen zur Anwahl der CT-Schnittebenen oder als Grundlage zu deren Dokumentation (Bilder 3.3, 3.6, 3.7) sind inzwischen allgemein eingeführt. Die Grundlagen dieser Technik, die an unterschiedlichen Scannertypen mit unterschiedlicher Bildqualität eingeführt wurden (vgl. 2.2.5), gehen übrigens auf unsere Patente (Deutsches Pat. Nr. 2613809, US Pat. Nr. 4174481) zurück.

Die technischen Aufnahmeparameter und damit die Bildqualität wurden im Laufe der Zeit deutlich verbessert, insbesondere wurde auch die Flexibilität in der Anwahl unterschiedlicher Feldgrößen, mAs-Werte und Projektionsrichtungen erhöht. Im Hinblick auf die parallel verlaufende Entwicklung der digitalen Radiographie ergab sich zwangsläufig auch die Frage, inwieweit dieser Aufnahmemodus direkt der Diagnose dienen könnte und welche Art der Bildrekonstruktion oder Nachverarbeitung am zweckmäßigsten sei.

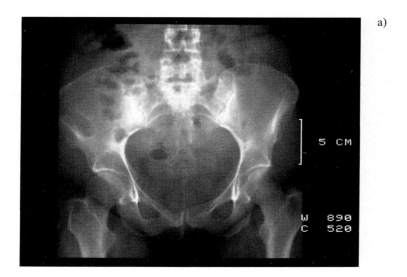

a)

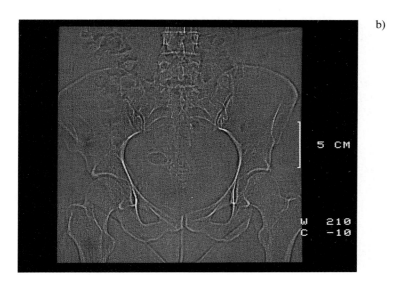

b)

Bild 3.18
Die digitale Bildverarbeitung bietet die Mittel, die Bildcharakteristik einer Aufnahme in weiten Grenzen zu verändern: (a) Originalaufnahme, (b) ›Konturbild‹, (c) Hochpaßgefiltertes Bild, (d) Ausschnittvergrößerung aus c

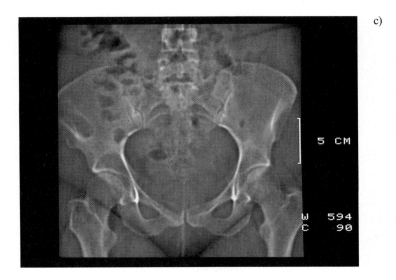

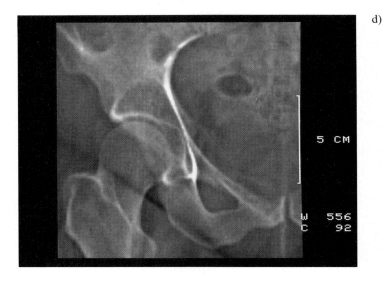

Bild 3.18 (Fortsetzung)

Das Ziel bestand darin, die Bildcharakteristik so zu wählen, daß Details im gesamten Bildfeld gleich gut erkennbar sind, daß also z. B. bei Thoraxaufnahmen der Lungenbereich möglichst genauso gut diagnostizierbar ist wie der Mediastinalbereich, und gleichzeitig der Kontrast möglichst hoch erhalten bleiben soll. Beides zielt also darauf, den großen Dynamikbereich und die hohe Kontrastempfindlichkeit des digitalen Systems voll auszunutzen. Die digitale Bildverarbeitung bietet viele Mittel [9], wie Bild 3.18a bis d zeigt. Die Schwierigkeit liegt in der Optimierung für die medizinische Fragestellung.

Mehrere Institute haben dieses Problem an SOMATOM-Anlagen bearbeitet und dabei eigene Algorithmen implementiert. Eine Voraussetzung war, daß die erforderlichen Meßdaten zugänglich gemacht wurden. Unter Meßdaten versteht man hier die tatsächlich von jedem Detektorelement registrierten und einer Vorverarbeitung unterzogenen Meßwerte. Aus diesen werden dann erst Bilddaten gewonnen, d. h. Bilder berechnet. Anfängliche Versuche, Bilder auf einem normalen Computer unabhängig vom CT-System zu berechnen, endeten in Programmen, die mehrere Stunden je Bildberechnung erforderten.

Die Lösung dieses Problems bestand darin, den schnellen CT-Bildrechner einzusetzen. Dies geschah in Zusammenarbeit der Anwender mit dem CT-Entwicklungslabor, wo inzwischen Programmbibliotheken für den Zugriff mit FORTRAN-Programmen auf den Bildrechner bestehen. Die Rechenzeit je Bild wurde dadurch auf 20 s reduziert.

Mit diesen schnellen Programmen konnten zahlreiche unterschiedliche Rekonstruktionsparameter und Filter klinisch erprobt werden. Es ergab sich, daß für unterschiedliche klinische Fragestellungen unterschiedliche Filter und Rekonstruktionsparameter bereitstehen sollten. Dies fand in der System-Software des SOMATOM Berücksichtigung. Der Nachweis, daß das Topogramm, insbesondere bei optimierter Bildrekonstruktion, in einigen Fragestellungen das primäre Diagnosemittel sein kann und im direkten Vergleich mit konventionellen Film-Folien-Systemen Vorteile aufweist, wurde inzwischen erbracht [10].

3.3.4 Beispiel Chronogramm

Das Chronogramm stellt einen speziellen, schnellen Aufnahmemodus am SOMATOM dar, der ausschließlich dazu benutzt wird, den zeitlichen Verlauf der Kontrastmitelkonzentration zu bestimmen. Während der Aufnahme bleiben Röntgenröhre, Detektor und Patient unbewegt. Mit einer Serie von Strahlungspulsen, z. B. 256 Pulse im Abstand von jeweils 100 ms, wird die Schwächung der Strahlung in der ausgewählten Schicht wiederholt gemessen. Nach Subtraktion des zeitinvarianten Untergrundes kann der Verlauf der Kontrastmittelkonzentration mit hoher zeitlicher Auflösung dargestellt werden. Dieses Prinzip entspricht dem der digitalen Subtraktionsangiographie; allerdings wird vom Chronogramm nur eine CT-Schicht und kein komplettes Organ erfaßt (Bild 3.19 a).

Mehrere Institute zeigten Interesse an diesem Aufnahmemodus. Um dem Anwender selbst die Auswertung der Messungen zu ermöglichen, mußten wiederum die Meßdaten verfügbar gemacht werden. Auswerteprogramme wurden unabhängig von der System-Software mit der Programmbibliothek USRLIB erstellt. Die ersten Verarbeitungsschritte bestehen dabei in der Subtraktion des Untergrundes und der Auswahl und Darstellung von Boluskurven (Bild 3.19 b).

Eines der ersten Projekte mit dem Chronogramm diente der genauen quantitativen Bestimmung des Einflusses verschiedener Injektionsparameter – wie Injektionsgeschwindigkeit, -volumen und Injektionsort – auf die Bolusform und das erzielbare Enhancement. Dies erforderte lediglich das Ermitteln von Gipfelzeit, Höhe und Halbwertsbreite der Kurven, was interaktiv oder automatisch dem Anwender leicht mit eigenen Programm möglich war [11].

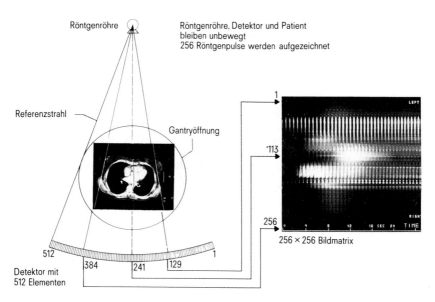

Bild 3.19 a
Aufnahmeprinzip und bildliche Darstellung bei Chronogrammaufnahmen.
Die Änderung der Strahlenschwächung nach Kontrastmittelgabe wird mit hoher zeitlicher Auflösung gemessen und spaltenweise als Funktion der Zeit aufgetragen

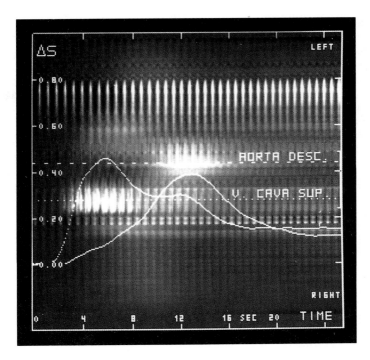

Bild 3.19 b
Die Kontrastmittelkonzentrationskurven können für beliebige Gefäße dargestellt werden. Daraus können quantitativ Durchblutungswerte bestimmt werden

In einem weiteren Projekt wurden aus Chronogramm-Boluskurven, die nahe der Schädelbasis gewonnen wurden, Hirndurchblutungswerte nach einer modifizierten Transitzeitenmethode quantitativ bestimmt [12]. Hier konnte der Anwender FORTRAN-Programme, die aus nuklearmedizinischen Anwendungen schon bereit standen, direkt mit den neuen Programmen, die die Kurvendarstellung und Auswertung am CT-Gerät ermöglichen, koppeln. Diese Programme ermöglichen schnell und interaktiv (mit Lichtgriffel und Potentiometer) die Auswahl von Bereichen im Chronogramm-Bild, für die die Kontrastmittelkonzentrations-Zeit-Kurven erstellt werden sollen, sowie deren Auswertung und das Darstellen der Ergebnisse auf dem Bildschirm.

3.3.5 Beispiel Zwei-Spektren-Methode

CT-Bilder stellen Bilder des linearen Schwächungskoeffizienten der Volumenelemente der abgebildeten Schicht dar, also keineswegs Bilder der Dichte, wie oft ungenau gesagt wird. Der lineare Schwächungskoeffizient ist ein Produkt aus dem Schwächungsvermögen für die benutzte Röntgenstrahlung und der lokalen Dichte. Daraus ergeben sich einige klinisch relevante Probleme. Stellt sich zum Beispiel ein Lungenknoten im CT-Bild mit erhöhten Werten dar, so kann nicht sicher gesagt werden, ob dies auf eine diffuse Verkalkung, also Anteile von Elementen höherer Ordnungszahl, oder auf Fibrose, also auf eine Erhöhung der Dichte, zurückzuführen ist.

Die Aufnahme einer Schicht mit zwei unterschiedlichen Spektren ermöglicht es, statt der üblichen CT-Bilder auch Bilder der Dichteverteilung spezifischer Materialien zu berechnen (Bild 3.20). Darauf aufbauend können Elektronendichtebilder erstellt werden, die für die Strahlentherapieplanung von Bedeutung sind, und sogenannte ›monoenergetische‹ CT-Bilder. Deren Vorteil besteht darin, daß die im konventionellen CT-Bild auftretenden, durch spektrale Aufhärtung bedingten Artefakte beseitigt sind.

Erste Versuche, die Zwei-Spektren-Methode in der Computertomographie anzuwenden, erfolgten schon kurz nach deren Einführung in die Klinik [13], [14]. Obwohl die prinzipiellen Vorteile nachgewiesen werden konnten, kam es nicht zu einer breiten klinischen Einführung der Methode. Aufgrund der zeitlich getrennten Aufnahmen mit den beiden unterschiedlichen Hochspannungswerten im Abstand von zehn Sekunden und mehr war die Methode zu anfällig gegen Patientenbewegung. Auch nur geringe Bewegung schließt die Auswertung der Daten aus. Ein weiteres Problem bestand darin, daß die Meßdaten, die der Auswertung zugrunde gelegt werden sollten, interessierten Anwendern von den CT-Herstellern meist nicht verfügbar gemacht wurden.

Das Thema Zwei-Spektren-Methode wurde inzwischen an einigen SOMATOM-Anlagen unter verbesserten Voraussetzungen wieder aufgegriffen. Um das Problem der Patientenbewegung zu entschärfen, wurde eine Zusatzschaltung entwickelt, die es ermöglicht, die Hochspannung im Abstand von Millisekunden, also von Puls zu Puls, umzuschalten und somit die Aufnahmen mit zwei kV-Werten in einem Scan zu gewinnen. Dieser Schritt hat sich in der klinischen Erprobung bereits bewährt. Die Umrüstung auf diesen Aufnahmemode war möglich, weil am SOMATOM prinzipiell gepulste Strahlung statt Konstantstrahlung gewählt wurde (vgl. 2.4) und sich das gesamte System als flexibel genug erwies, um diesen Mode nachträglich ins Programm aufzunehmen.

Das Problem des Zugriffs auf die Meßdaten stellte sich nicht. Um den Forschungsinteressen einzelner Anwender, die bei den nun gegebenen technischen Bedingungen die Zwei-Spektren-Methode weiter prinzipiell untersu-

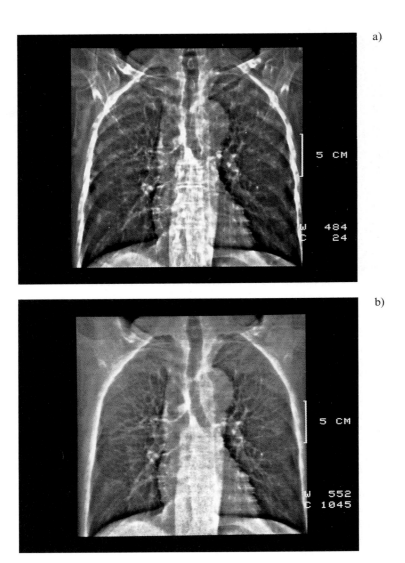

Bild 3.20
Zwei-Spektren-Topogramm eines Patienten mit metastasierendem Oesophaguskarzinom.
Aus der Standardaufnahme (a) ergibt sich der Verdacht auf eine Lungenmetastasierung. Die materialselektiven Rekonstruktionen, die aus Aufnahmen mit zwei Spektren gewonnen werden können, belegen eindeutig, daß es sich um einen Knochenprozeß handelt. Das ›Weichteilbild‹ (b) erscheint unauffällig, das ›Knochenbild‹ (c) zeigt diffuse Osteolysen.

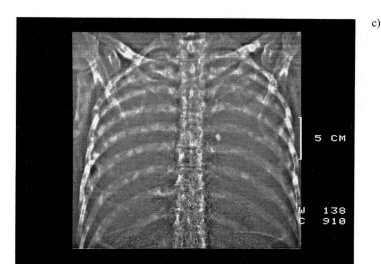

Bild 3.20 (Fortsetzung)

chen und verbessern wollten, entgegenzukommen, wurden die Meßdaten und weitere erforderliche Informationen über das System zugänglich gemacht. Damit konnten einige Institute ihre auf spezielle Fragestellungen zugeschnittenen Auswerte- oder Weiterverarbeitungsschritte erproben, insbesondere die Darstellung der Dichte spezifischer Materialien versuchen.

3.3.6 Schlußfolgerungen

Bereits durch diese wenigen Beispiele werden einige wesentliche Forderungen, die bei wissenschaftlichen Arbeiten an ein CT-System gestellt werden, deutlich. Diese können noch einmal im Hinblick auf die Systemkomponenten Aufnahmetechnik, Bildberechnung, Bildnachverarbeitung und Bildauswertung zusammengefaßt werden.

Änderungen der Aufnahmetechnik, insbesondere dann, wenn die Konstruktion, die Gerätesteuerung oder die Strahlerzeugung betroffen sind, führen fast immer zu einer kritischen Situation, weil die Sicherheit des Patienten und ein störungsfreier Untersuchungsablauf jederzeit gewährleistet sein müssen. Dementsprechend können Änderungen nur vom Hersteller selbst vorgenommen werden. Nicht alle Ideen sind technisch durchführbar oder physikalisch vertretbar.

Flexibilität und Raum für Änderungen wurde dadurch geschaffen, daß die gesamte Gerätesteuerung durch Software kontrolliert wird und damit Änderungen der Aufnahmetechnik ohne Änderungen am Gerät selbst möglich sind. Das Konzept der gepulsten Strahlung hat sich auch in dieser Beziehung bewährt.

Die Bildberechnung sollte aus Zeit- und Aufwandsgründen immer mit der CT-Hardware erfolgen. Obwohl die zugrundeliegenden Datenkorrekturen und Rekonstruktionsalgorithmen recht komplex sind, haben einige Anwender Beiträge geleistet bzw. alternative Ansätze verfolgt. Voraussetzung dafür war jeweils, daß Meßdaten und zugehörige Informationen vom Hersteller zur Verfügung gestellt wurden.

Die Bildnachverarbeitung und -auswertung nehmen den breitesten Raum ein, wenn wissenschaftliche Arbeiten an CT-Systemen mit geänderten Parametern diskutiert werden. Die Beispielliste ist so unbegrenzt wie die Nachfrage nach individuellen Lösungen, bzw. wie die Möglichkeiten neuer Ansätze zur Auswertung. Dies kann auf eigene Dokumentationssysteme oder Qualitätssicherungsprogramme genauso zutreffen, wie auf das Erproben neuer Modellvorstellungen, z. B. zum Auswerten dynamischer CT-Serien, statistische Analysen zur Gewebecharakterisierung oder auf die Bestimmung geometrischer Parameter bei orthophädischen Fragestellungen.

Die Forderungen sind fast einheitlich: Der Untersucher will mit eigenen Programmen, die eine individuelle oder eine neue Lösung bieten, Zugriff auf die Bilddaten haben, das Bild darstellen und Verarbeitungsschritte daran in Echtzeit verfolgen und beliebige Eintragungen ins Bild machen können. Zusätzlich sollen Ergebnisse, Graphiken o. ä. auf den Bildschirm gebracht werden können. Diese Forderungen sind weitgehend erfüllbar. Die Programmbibliothek USRLIB enthält Module, die die CT-Hardware direkt ansprechen und von benutzereigenen Programmen aufgerufen werden können. Die Programme dieser Bibliothek wurden bereits an zahlreichen Instituten mit Erfolg eingesetzt.

Literatur

[1] Cann, C. E; Genant, H. K.: Precise measurement of vertebral mineral content using computed tomography. J. Comput. Assist. Tomogr. 4: 493–500, 1980
[2] Schmitt, W. G. H.; Hübner, K.-H.: Dichtebestimmungen normaler und pathologisch veränderter Lebergewebe als Basisuntersuchung zur computertomographischen Densitometrie von Fettlebern. Fortschr. Röntgenstr. 129: 555–559, 1978
[3] Siegelman, S. S.; Zerhouni, E. A.; Leo, F. P.; Khouri, N. F.; Stitik, E. P.: CT of the solitary pulmonary nodule. Amer. J. Roentgenol. 135: 1–13, 1980
[4] Levi, C.; Gray, J. E.; McCullough, E. C.; Hattery, R. R.: The unreliability of CT numbers as absolute values. Amer. J. Roentgenol. 139: 443–447, 1982
[5] Hemmingson, A; Jung, B.; Ytterbergh, C.: Ellipsoidal body phantom for evaluation of CT scanners. J. Comput. Assist. Tomogr. 7: 503–508, 1983
[6] Rogalsky, W.; Hahn, R.: Kardioaufnahmetechnik mit dem SOMATOM. Electromedica 50: 51–55, 1982
[7] Lackner, K.; Thurn, P.: Computed tomography of the heart: ECG-gated and continuous scans. Radiology 140: 413–420, 1981
[8] Lichtlen, P. R.: Koronarangiographie. Perimed-Verlag, Erlangen, 1979
[9] Kalender, W. A.; Hübener, K.-H.; Jass, W.: Optimization of Image Characteristics in Digital Scanned Projection Radiography. Radiology 149: 299–303, 1983
[10] Hübener, K. H.: Scanned Projection Radiography of the Chest versus Standard X-ray Film: A Comparison of 250 Cases. Radiology 148: 363–368, 1983
[11] Claussen, C. D.; Banzer, D.; Pfretzschner, C.; Kalender, W. A.; Schörner, W.: Bolus Geometry and Dynamics after Intravenous Contrast Medium Injection. Radiology 153: 365–368, 1984
[12] Lindner, P.; Wolf, E.; Schad, N.: Assessment of Regional Blood Flow by Intravenous Injection of 99m-Technetium-Pertechnetate. Eur. J. Nucl. Med. 5: 229–235, 1980
[13] Alvarez, R. E.; Macovski, A.: Energy-selective Reconstructions in X-ray Computerized Tomography. Phys. Med. Biol. 21: 733–744, 1976
[14] Rutherford, R. A.; Pullan, B. R.; Isherwood, J.: Measurement of Effective Atomic Number and Electron Density Using an EMI Scanner. Neuroradiology 11: 15–21, 1976

4 Voraussetzungen für wirtschaftlichen Betrieb von CT-Systemen

Aussagen zur Wirtschaftlichkeit der Computertomographie betreffen einerseits den Einfluß dieser Untersuchungstechnik auf andere Diagnostikmethoden, andererseits die bestmögliche Nutzung der CT-Anlage selbst. Zum Einfluß der CT auf bisher übliche Diagnostikverfahren können naturgemäß hier nur einige sehr allgemeine Angaben gemacht werden, da dies stark von der inneren Struktur des jeweiligen Krankenhauses abhängt.

Eine Untersuchung in USA[1]) über den Einfluß der Computertomographie des Schädels auf andere Diagnostikverfahren zeigt:

Prozentuale Kosteneinsparung durch Schädel-CT (bei 130 CT-Installationen)

Radiographie	20%
Angiographie	20%
Pneumoenzephalographie	80% und
Nuklearmedizin	60%.

Daraus läßt sich ein Durchschnitt von 40% errechnen.

Als zweites Beispiel kann eine Untersuchung aus der Bundesrepublik Deutschland dienen; hierbei führte die Ausstattung eines Klinikums[2]) mit je einem CT-Gerät für Ganzkörper- bzw. Schädeluntersuchungen im Beobachtungszeitraum von vier Jahren zu folgendem Rückgang der Anzahl Untersuchungen anderer Diagnostikmethoden:

Angiographie	30%,
Pneumoenzephalographie	80% und
Nuklearmedizin	55%.

Dabei wurde noch eine Verkürzung der Liegedauer des Patienten im Bereich der Neurochirurgie um 16% festgestellt.

Die Nutzung der CT-Anlage selbst hängt wiederum überwiegend von der durch technisches Konzept und Qualitätsstandard bestimmten täglich möglichen Untersuchungsanzahl ab.

---

[1]) Mallinkrodt Institute of Radiology
[2]) Klinikum Mannheim, Neurochirurgie

4.1 Anzahl Untersuchungen und Amortisation

Für eine vereinfachte Wirtschaftlichkeitsbetrachtung können Anschaffungskosten, Betriebskosten und Einnahmen verglichen werden.
Tpyische Anschaffungskosten sind:

Gerätekosten (einschließlich Ausbaustufen),
Transport-, Versicherungskosten,
Baukosen einschl. Kosten für Installation und Strahlenschutz und Kosten für Klimatisierung, Montage und Funktionsprüfung.

Unter Betriebskosten fallen:

Feste Kosten	Variable Kosten
Mieten, Versicherungen,	Energieverbrauch,
Wartung,	Archivierungsmittel,
Finanzierung und	Röntgenröhre und
Ausbildung.	Verbrauchsmaterial.

Zusätzlich müssen noch Personalkosten berücksichtigt werden, die – wie feste Betriebskosten – zunächst unabhängig von der Anzahl Untersuchungen sind, jedoch beim Überschreiten einer Schwelle sprunghaft ansteigen, z. B. durch Einführung einer zusätzlichen Schicht. Den Verlauf einer solchen Kosten-Nutzen-Analyse zeigt Bild 4.1.

Kennzeichnend für CT-Geräte ist der durch die Anschaffungskosten vorgegebene hohe Ausgangspunkt, während der Kostenanstieg durch variable Kosten relativ flach verläuft. Daraus läßt sich ableiten, daß für den wirt-

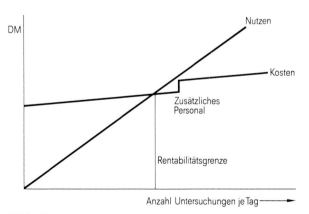

Bild 4.1
Typischer Kosten-Nutzen-Verlauf bei CT-Geräten. Hohe Investitionskosten, relativ flacher Verlauf der Gesamtkosten. Sprunghafte Kostenerhöhung bei Einführung einer zusätzlichen Arbeitsschicht

schaftlichen Betrieb die Anzahl Untersuchungen je Arbeitstag von entscheidender Bedeutung ist. Technischer Standard des CT-Geräts und eine effektive Arbeitsorganisation bestimmen daher weitgehend, ob sich die Anschaffungskosten eines CT-Geräts im geplanten Zeitraum amortisieren.

Mit einem modernen CT-Gerät, wie beispielsweise dem SOMATOM, können ohne Schwierigkeiten 15 Patienten und mehr an einem 8-Stunden-Arbeitstag untersucht werden. Dies erfordert den vollen Einsatz von mindestens einer erfahrenen Assistentin; zusätzlich muß ein verantwortlicher Arzt noch zeitweise zur Verfügung stehen. Unter der Annahme, daß jede Untersuchung im Mittel 20 Schichten umfaßt, müssen je Tag für 300 Aufnahmen Messung, Bildberechnung, Archivierung und Dokumentation durchgeführt werden. Dazu kommt noch der Zeitaufwand für die Vorbereitung, Lagerung und Positionierung des Patienten, wofür je Patient etwa 10 min nötig sind. Da einige dieser Arbeitsschritte je Patient z. B. 20mal wiederholt werden, lohnt sich die genaue Analyse, bei welchen Schritten wertvolle Arbeitszeit gespart werden kann (Bild 4.2). Für die Messung einer Schicht, Auswertung und Dokumentation des Ergebnisbildes steht unter den obigen Voraussetzungen dann nur etwa 1 min zur Verfügung.

Der schnellen Bildberechnung und weitgehend automatisierter Scanfolge kommen damit eine entscheidende Bedeutung zu. Nur wenn unmittelbar nach Ende jeder Messung das Ergebnis als Bild vorliegt, kann die Untersuchungsdauer entscheidend verkürzt werden. Wartezeiten zwischen Aufnahme und Bilddarstellung würden bedeuten, daß nach Messung des fraglichen Bereichs die Untersuchung nicht unmittelbar beendet werden kann. Dazu kommt, daß dann die Möglichkeit fehlt, bei unerwarteten Nebenbefunden sofort über eine Ausweitung der CT-Untersuchung zu entscheiden.

Um diese bei vielen CT-Geräten üblichen Nachteile zu vermeiden, ist das SOMATOM mit schritthaltender Bildberechnung und sofortiger Bilddarstellung ausgestattet. Dies erlaubt noch zusätzlich, die Archivierung und Dokumentation sofort auf die diagnostisch relevanten Bilder zu beschränken. Speichermedien und Röntgenfilm werden dadurch optimal genutzt. Mit einer Magazinkamera, die vom CT-Gerät gesteuert wird, ist es zusätzlich möglich, die Dokumentation auf Film zu automatisieren.

Dies führt zu einer weiteren Entlastung des Bedienpersonals.

Geringer Zeitaufwand für die Patientenlagerung ist für den wirtschaftlichen Betrieb ebenso wichtig, wie kurze Untersuchungsdauer. Das große Meßfeld eines SOMATOM erfordert, z. B. bei Körperaufnahmen kaum Zentrierung des Patienten vor der Messung und hilft so, Zeit zu sparen. Der große Einstellbereich des Patiententisches vereinfacht das Umlagern und verkürzt die Vorbereitungszeit bei traumatisierten oder immobilen Patienten erheblich. Durch ein mobiles Patientenumlagerungs- und Transportsystem kann vermieden werden, daß der Untersuchungsraum durch zeitaufwendige Patientenvorbereitung blockiert wird.

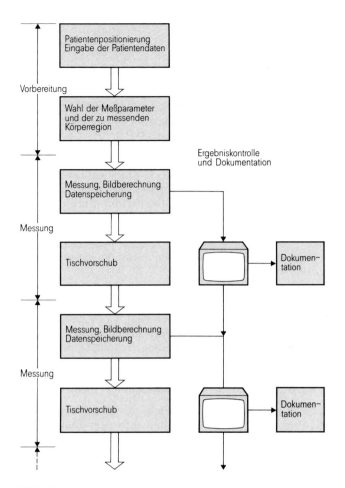

Bild 4.2
Ablauf einer CT-Untersuchung. Bei jeder Untersuchung werden die Vorgänge Messen, Rechnen, Darstellen und Dokumentieren mehrfach wiederholt. Schneller Ablauf dieser Arbeitsschritte verkürzt die Untersuchungsdauer erheblich

Praxisgerechte Handhabung einer CT-Anlage

Einfache Bedienung und hohe Arbeitsgeschwindigkeit sind eng miteinander verknüpft. Für den Routinebetrieb einer CT-Anlage lassen sich dazu folgende drei typischen Forderungen ableiten:

▷ Die zu untersuchenden Patienten sollen möglichst während der normalen Arbeitszeit untersucht werden können,

▷ der Patient soll den Untersuchungsraum erst dann verlassen, wenn die Untersuchungsergebnisse möglichst vollständig vom Arzt geprüft sind und

▷ unvorhergesehene Untersuchungen und Notfälle müssen eingeschoben werden können, ohne daß der reguläre Untersuchungsplan erheblich gestört wird.

Dies bedeutet, daß außer der schon erwähnten schnellen Bildberechnung, raschen Scanfolge und einfachen Lagerung auch alle Bedienabläufe einfach und zeitsparend sind. Die Ausnutzung aller in einem CT-Gerät vorhandenen Möglichkeiten in der klinischen Praxis ist nur möglich, wenn alle Bedienvorgänge leicht erlernbar, einfach und übersichtlich sind. Die Aufmerksamkeit von Ärzten und medizinischem Personal darf bei der Untersuchung auch nicht durch umfangreiche Rechnerdialoge gebunden werden. Die geführte Bedienung der Aufnahme vermeidet Fehleinstellungen, ist zeitsparend und ermöglicht ungeteilte Konzentration auf den Patienten und auf das Meßergebnis. Im SOMATOM werden z. B. mit Hilfe des eingebauten Rechners häufig benutzte Bedienkommandos oder Befehlsfolgen vorprogrammiert und mit Tastendruck aufgerufen.

Damit läßt sich ein besonders einfacher Betrieb für die tägliche Routine ebenso wie für Notfälle realisieren. Auch weniger geübtes Personal kann dann im Notfall die Anlage sicher und schnell bedienen. Zusätzlich bleiben alle Möglichkeiten zur umfangreichen Bildauswertung oder auch für wissenschaftliche Arbeiten verfügbar, ohne den Routinebenutzer durch selten benutzte Funktionen zu belasten. Für die Arbeitsschritte Lagerung, Positionierung und Dokumentation ist die gesamte Anlage so gestaltet, daß in der Klinik vorhandenes Personal nach rel. kurzer Einarbeitungszeit mit dem Gerät wie mit jedem anderen Diagnostikarbeitsplatz vertraut wird.

Eine weitere Steigerung der Nutzung einer CT-Anlage ist durch das Erweitern um eine Auswertekonsole möglich. Damit ist an der Anlage ein reiner Meßbetrieb, bestehend aus Patientenuntersuchung, schneller Ergebniskontrolle und Dokumentation der Patientenbilder auf Film möglich. Genauere Bildanalyse und Anwendung zusätzlicher Auswertefunktionen findet an einer getrennten Konsole statt. Bei technisch guten Lösungen wird durch den Betrieb der Auswertekonsole der Routineablauf am Aufnahmegerät kaum beeinflußt, obwohl von diesem zweiten Pult Zugriff zu allen aktuellen Informationen einschließlich kompletter Neuberechnung von Bildern gegeben ist.

Diagnostische Aussagekraft der CT-Bilder

Kurze Untersuchungszeiten ermöglichen eine besonders wirtschaftliche Nutzung der CT-Anlage. Gleichzeitig müssen aber die gewonnenen Ergebnisse auch diagnostisch aussagekräftig sein. Die in den einleitenden Kapiteln beschriebenen Bewertungsmerkmale bieten objektive Maßstäbe zur Beurteilung der Bildqualität. Wesentlich dabei ist, daß die Computertomographie (als quantitatives Verfahren zur Bestimmung kleinster Schwächungsunterschiede) diese Unterschiede im Bild auch sauber trennen muß. Über das gesamte Meßfeld ist daher keine wesentliche Schwankung der (meist in Hounsfield-Einheiten angegebenen) Schwächungswerte zulässig. Dadurch wird das gemessene Bild unabhängig von der Lage des Objekts im Meßfeld – eine wichtige Voraussetzung für reproduzierbare Ergebnisse. Ähnliches gilt auch für die Konstanz der CT-Werte über längere Zeiträume, die bei oft über mehrere Monate laufenden Verlaufskontrollen wichtig ist. Wenn ein Computertomograph diese Voraussetzungen nicht erfüllt, können zwar CT-Bilder erzeugt werden, die quantitative Auswertung dieser Bilder ist jedoch nicht möglich.

Technisch-physikalisch bedingte Artefakte, wie Teilvolumeneffekte oder von Knochenspitzen ausgehende Streifen, können ein CT-Bild empfindlich stören. Ein SOMATOM bietet bei solchen Störungen Möglichkeiten zur nachträglichen Korrektur.

Die Zeichenschärfe der Schichtbilder kann zusätzlich noch gesteigert werden, wenn in ebenso kurzer Rechenzeit statt der häufig verwendeten Bildmatrix von 256 x 256 Elementen das Bild mit einer Matrix von 512 x 512 Elementen gerechnet wird. Zur besonders wirtschaftlichen Nutzung der magnetischen Speicher kann man im Standardfall trotzdem mit einer Matrix 256 x 256 archivieren.

Zuverlässigkeit einer CT-Anlage

Von besonderer Bedeutung im Routinebetrieb ist die Zuverlässigkeit der CT-Anlage. Meist ist in den radiologischen Abteilungen nur ein Computertomograph vorhanden. Daher bedeutet Ausfall dieser Anlage Unterbrechung bzw. Einstellung der gesamten CT-Diagnostik an dem jeweiligen Tag. Da für die meisten Diagnostikabteilungen mit Computertomographie Wartelisten existieren, ist eine vollständige Umplanung der vorgesehenen Untersuchungen erforderlich. So müssen z. B. ambulante Patienten, die nicht untersucht werden können, erneut bestellt werden.

Ein gutes Beispiel für Zuverlässigkeit ist die Qualität der verwendeten Röntgenröhre. In der Computertomographie liegt die Belastung der Röhre etwa doppelt so hoch wie bei der Kino-Angiographie, dazu kommt noch eine doppelt so hohe Untersuchungsanzahl je Tag an der CT-Anlage. Werden etwa Röntgenröhren mit zu geringer Lebensdauer verwendet, so liegt bereits darin eine Ursache für unerwartete technische Ausfälle. Die im SOMATOM verwendete Röhre erreicht eine besonders hohe Lebensdauer. Mit ihr kann bei einem Mittel von 15 Patientenuntersuchungen je Tag häufig mehr als sechs Monate lang gearbeitet werden.

Einfacher Service

Wenn die CT-Anlage ausgefallen ist, muß die Fehlersuche möglichst rasch zum Erfolg führen. Es liegt nahe, dafür den Rechner als Hilfsmittel zu nutzen: aufgetretene Fehler werden automatisch protokolliert, so daß der Servicetechniker die Ursache schnell ermitteln kann. Bei CT-Geräten des Hauses ist bereits im Anlagenkonzept durch umfangreiche Testprogramme, Verwendung gleichartiger Baugruppen und gute Zugänglichkeit die Voraussetzung für rasche Fehlerbeseitigung verwirklicht. Damit kann die Reparaturdauer auf ein Minimum reduziert werden.

4.2 Technisch einheitliches Konzept

Die Entscheidung für eine bestimmte CT-Anlage ist für Käufer und Anwender von großer Tragweite. Dies betrifft vor allem die Anschaffungskosten. Nicht zu vernachlässigen sind hier auch die Folgekosten für Unterhalt und laufenden Betrieb.

Erneuerung oder Kauf einer zusätzlichen Anlage ist im allgemeinen aus wirtschaftlichen Gründen erst nach mehreren Jahren wieder möglich. Allgemeine Gesichtspunkte für die Entscheidung zum Kauf einer bestimmten CT-Anlage sind z. B.:

▷ Leistungsfähigkeit der Anlage,

▷ Zuverlässigkeit des Partners,

▷ rascher Service,

▷ garantierte Verfügbarkeit von Ersatzteilen über einen langen Zeitraum und

▷ laufende Produktpflege zur Erhaltung der technischen Aktualität und eines hohen Qualitätsstandards.

Der alleinige Vergleich technischer Daten verschiedener Systeme reicht als Entscheidungshilfe nicht aus, da diese Daten nur eine momentane Situation wiederspiegeln. Erfahrungen des Herstellers in medizinischer Technik, speziell in der Röntgentechnik und anderen bildgebenden Verfahren, und seine Fähigkeit, die Funktion von CT-Anlagen über viele Jahre zu garantieren, müssen ebenso betrachtet werden (Bild 4.3).

So haben in der Anfangsphase der Computertomographie zahlreiche Hersteller CT-Geräte entwickelt und verkauft. In einigen Fällen wurden jedoch die harten Anforderungen des klinischen Alltags nicht richtig eingeschätzt. Technisch durchaus interessante Konzepte konnten sich nicht durchsetzen, weil die erforderliche extrem hohe Betriebsbereitschaft der Anlage nicht gegeben war. Die hohen firmenseitigen Investitionen für eine kundennahe Serviceorganisation und für die laufende Pflege der installierten Anlagen ließen die wirtschaftliche Führung des CT-Geschäfts bei einigen dieser Hersteller nicht zu. Mit dem Ausscheiden dieser Hersteller aus dem CT-Geschäft ergab sich für die Betreiber der Anlagen die unangenehme Situation, daß zwar meist der Service noch gewährleistet war, das Gerät jedoch keine weitere Pflege mehr erhielt. Damit war es ihnen unmöglich, ihre Anlagen dem aktuellen Stand der Technik anzugleichen und an den neueren Entwicklungen der Computertomographie teilzunehmen.

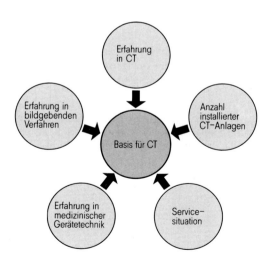

Bild 4.3
Der CT-Hersteller. Einige wesentliche Gesichtspunkte zur Abschätzung seiner Leistungsfähigkeit

Die Anlagenkomponenten

Wie schon einleitend verdeutlicht, ist ein wichtiger Schritt bei der Auswahl der CT-Anlage die Betrachtung der Komponenten. Diese werden im Haus entwickelt und gefertigt, so daß sie besonders günstig aufeinander abgestimmt sind, wie z. B.

Röntgenröhre und Generator,
Detektorsystem mit Meßelektronik,
Rechner und Programmsystem,
mechanische Komponenten und
Patientenlagerung.

Röntgenröhre und Generator

Die Lebensdauer der Röntgenröhre ist von großer Bedeutung, da jeder Röhrentausch außer Kosten auch Ausfallzeiten verursacht. Die Röhre ist, wie in jeder anderen Röntgenanlage, ein Verbrauchsteil. Da die Anforderungen an dieses Bauteil in der Computertomographie sehr viel höher sind als in den üblichen Diagnostikanlagen, sind ausschließlich speziell für den Einsatz in der Computertomographie entwickelte Hochleistungsröhren für den CT-Betrieb geeignet. Die Wärmespeicherkapazität des Anodentellers und die Abkühlrate des Röhrengehäuses bestimmen Dauerleistung, Spitzenbelastbarkeit und damit die Arbeitsgeschwindigkeit und Zuverlässigkeit der Anlage.

Dies wird besonders bedeutsam, wenn, wie z. B. bei Untersuchungen des Innenohres sehr dünne Schichten und damit hohe Röhrenbelastung nötig sind. Ohne Belastungsreserven der Röhre sind bei solchen Anwendungen Wartezeiten für den Abkühlvorgang der Röhre unvermeidbar. Gleiches gilt für die in Kapitel 3 beschriebenen Serientechniken, die sich durch rascheste Aufnahmefolgen auszeichnen.

Ein auf die Röhre abgestimmter Hochspannungserzeuger muß für den Untersuchungsvorgang ausreichend Leistung zur Verfügung stellen. Die hohen Anforderungen der Computertomographie erfüllen nur leistungsstarke Generatoren der konventionellen Röntgendiagnostik, wie sie beispielsweise für die Kinotechnik in der Angiographie benötigt werden, oder neueste ausschließlich für CT-Anlagen entwickelte Spezialgeräte.

Detektorsystem mit Meßelektronik

Eine Schlüsselstellung kommt auch dem Detektor zu. Sein Material und sein Aufbau bestimmen den Nutzungsgrad der auftreffenden Röntgenstrahlung. Die Abmessungen sowie Anordnung der Einzelelemente beeinflussen entscheidend das erzielbare Auflösungsvermögen. Von praktischer Bedeutung sind die im SOMATOM verwendete Kombination von Scintillationskristallen mit Fotodioden und Edelgasdetektoren mit hohem Gasdruck. Mit beiden Detektorsystemen lassen sich CT-Bilder höchster Qualität erzielen. Qualitätsbestimmend sind hier aber weniger der Detektortyp, als die Erfahrung und die sichere Beherrschung der zur Herstellung erforderlichen Technologie, sowie deren Zuverlässigkeit im praktischen Betrieb.

Rechner und Programmsystem

Das Rechnerkonzept einer CT-Anlage bestimmt außer Funktionssicherheit und Flexibilität auch die Wartezeit auf ein CT-Bild. Mit dem SOMATOM ist es heute schon möglich, selbst Bildmatrizen von 512 x 512 Bildelementen schon während der CT-Aufnahme zu berechnen.

Handelsübliche Array-Prozessoren für den Bildaufbau sind i. allg. nicht für die CT-Bildberechnung optimiert. Nur ein speziell für diesen Zweck entwickelter Schnellrechner mit extrem hoher Arbeitsgeschwindigkeit kann diese Aufgabe lösen. Wesentlich andere Aufgaben fallen dem Steuerrechner einer CT-Anlage zu; er muß Dateien verwalten, die Anlage steuern, Bedienkommandos verschiedener Eingabegeräte umsetzen und zum Anschluß unterschiedlichster Speicherkonfigurationen geeignet sein. Ein flexibles und in der Praxis vielfach erprobtes Betriebssystem des Steuerrechners ist dabei von entscheidender Bedeutung. Spitzenleistungen in der Computertomographie können heute praktisch nur noch mit solchen getrennten Systemen erreicht werden, da beide Rechner dann jeweils den Arbeitserfordernissen optimal angepaßt sind.

Die beim Messen und Auswerten von CT-Bildern benutzten Programme gehören zu einem umfangreichen Programmsystem, das außer dem Betrieb der Anlage noch deren Prüfung und Justage umfaßt. Dieses für jeweils einen Gerätetyp »maßgeschneiderte« Programmsystem wird bei modernen Geräten laufend erweitert und verbessert; denn die einfache und bequeme Bedienung hängt weitgehend von seinem Leistungsstand ab.

Mechanische Komponenten und Patientenlagerung

Die Abtastzeiten von wenigen Sekunden stellen hohe Anforderungen an die Antriebsmechanik. Ruckfreier Anlauf, geräuscharme Rotation und ein gedämpfter Abbremsvorgang sind dabei wichtig.

Dazu sind eine präzise Lagerung und ein robuster verschleißarmer Antriebsmechanismus unerläßlich. Gleichzeitig muß ein ausreichender Neigungswinkel der Abtasteinheit das Messen schräger Schnitte ermöglichen. Zuneh-

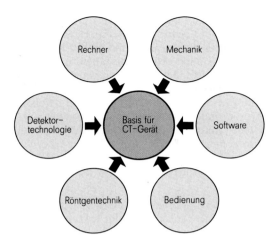

Bild 4.4
Das CT-Gerät. Technische Schwerpunkte, die auf Leistung und Zuverlässigkeit entscheidenden Einfluß haben

mende Bedeutung gewinnt die Untersuchung traumatisierter oder immobiler Patienten; sie erfordert das Anpassen des Untersuchungstisches an alle vorhandenen Betthöhen und die Möglichkeit, den Lagerungstisch auf niedrige Höhen abzusenken. Diese Anforderungen gleichen dabei denen der klassischen Röntgendiagnostik. Da die Patientenlagerung und geeignete Lagerungshilfen entscheidend die mögliche Anzahl der Untersuchungen an einer CT-Anlage bestimmen, haben hier die Hersteller mit Erfahrung auf anderen Gebieten der Röntgendiagnostik und der klinischen Praxis die bessere Ausgangsposition (Bild 4.4).

Abstimmung und Systemkonzept

Ein CT-Gerät stellt wie jede technische Anlage einen Kompromiß zwischen Kosten und Möglichkeiten dar. Die getrennte Betrachtung der einzelnen Komponenten ist zwar wichtig, führt aber bekanntlich noch nicht zu einer umfassenden Aussage über den Leistungsstandard. Ebenso entscheidend ist die Abstimmung der Anlagenteile aufeinander und die gezielte Optimierung der Leistung der einzelnen Komponenten. Erst dann wird ihr Zusammenspiel gut und garantiert so zuverlässigen Betrieb. Als Beispiel für dieses Zusammenspiel seien hier die Auswirkungen einer verkürzten Abtastzeit betrachtet: Zunächst müssen Röntgenröhre und Generator in der kürzeren Zeit erhöhte Leistung erbringen. Höhere Leistung der Röhre erfordert aber verbesserte Wärmeabfuhr, weil bei verkürzter Aufnahmezeit die Folgeaufnahmen auch eher ausgelöst werden können. Meßwerte fallen in schneller Folge an; daran muß die Leistung der Meßelektronik angepaßt werden. Um den Zeitgewinn durch kürzere Aufnahmen nicht durch Wartezeiten zu verlieren, muß die Bildberechnung rascher ablaufen, gleichzeitig müssen fertige Bilder schneller auf entsprechende Speichermedien gespeichert werden. Am Drehantrieb des Systems treten höhere Geschwindigkeiten auf, entsprechend größere Beschleunigungskräfte sind konstruktiv zu berücksichtigen. Schließlich müssen auch Bedienung und Dokumentation der Patientenaufnahmen auf Film mit dem gestiegenen Tempo Schritt halten können.

Dieses Beispiel zeigt, daß die Optimierung eines CT-Geräts außer einem ausgereiften Systemkonzept auch gezielte Veränderung der leistungsbestimmenden Komponenten erfordert. Diese müssen im Zusammenspiel entwickelt, erprobt und verbessert werden.

4.3 Ausbaufähigkeit

Bei der Anschaffung einer CT-Anlage ist wegen der hohen Investition die Zukunftssicherheit ein wesentlicher Aspekt. Die Erfahrungen während der Einführungsphase der Computertomographie bestätigen dies: die damals stürmische Entwicklung ließ Geräte in wenigen Jahren veralten. In ein modernes CT-Gerät muß deshalb noch Raum für Erweiterungen und Verbesserungen eingeplant werden.

Bausteinprinzip

In den meisten Kliniken wird ein Computertomograph heute als Universalgerät eingesetzt. Dies bedeutet, daß bei der Auswahl einer CT-Anlage die Ansprüche der verschiedenen Röntgendiagnostik-Abteilungen berücksichtigt werden müssen. Eine sinnvolle Anpassung an die vorhandene Geräteausstattung und an die von Klinik zu Klinik unterschiedlichen Erfordernisse läßt sich durch Aufteilen des CT-Systems in ein Grundgerät und in zusätzliche Erweiterungsstufen erreichen. Selbst wenn bei Neuanschaffung eines CT-Geräts zunächst nur der normale Standardbetrieb geplant ist, sollte der Anwender prüfen, ob für das betreffende Gerät alle bereits heute bekannten oder absehbaren Erweiterungskomponenten vom Hersteller lieferbar sind. Dem heutigen Standard entsprechend muß ein modernes CT-Gerät erweiter-

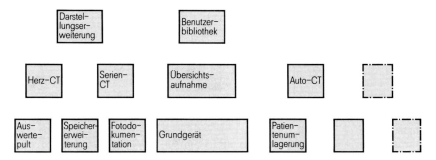

Bild 4.5a
CT-Anlage in Bausteinen. Erweiterungsmöglichkeiten des Grundgeräts am Beispiel SOMATOM

bar sein für digitale Übersichtsaufnahmen, für die Anwendung dynamischer Computertomographie, für die Berechnung coronarer, sagittaler oder schräger Schnitte aus Transversalschichten, sowie für die Ergänzung durch ein Therapieplanungssystem. Zusätzlich sind heute bereits Erweiterungen für CT-Untersuchungen am Herzen (unter Benutzung des EKG für herzphasenbezogene Schnittbilder) oder auch Programmerweiterungen zum Ausbau für halbautomatischen Untersuchungsablauf erhältlich. Insgesamt ist ein Konzept zu bevorzugen, das, ausgerüstet mit entsprechenden Schnittstellen und Bausteinen, offen ist für Erweiterungen. Bei weitgehend modularem Aufbau der CT-Anlage ist dies von vornherein berücksichtigt. Ein im Hinblick auf Zukunftssicherheit und lange Nutzungsdauer konzipiertes System läßt sich auf diese Weise sehr flexibel an das geforderte Leistungsniveau und die klinischen Erfordernisse anpassen.

Darüber hinaus bietet ein so konzipiertes System die Sicherheit, daß auch noch nach längerer Zeit Weiterentwicklungen integriert werden können (Bild 4.5a).

Rechnerprogramme

Sehr wichtig für den wirtschaftlichen Betrieb einer modernen CT-Anlage sind die umfangreichen Rechnerprogramme für Steuerung, Messung, Bildberechnung und Bildauswertung. Da diese leicht austauschbar sind, ergibt

System	1979	1980	1981	1982	1983	1984
SOMATOM SF	●	●		●	●	
SOMATOM 2/2 N	●	●	●	●	●	
SOMATOM DR				●	●	●

Bild 4.5b
Wichtige Programmverbesserungen an drei SOMATOM-Varianten.
Beispiel für Produktpflege

sich damit die Möglichkeit, allen Benutzern eines CT-Systems Verbesserungen und Erweiterungen zugute kommen zu lassen. Die meisten der in den letzten Jahren erzielten Fortschritte in der Computertomographie wurden auf diesem Wege einem breiten Anwenderkreis zugänglich gemacht. Ein typisches Beispiel hierfür ist die in Kapitel 3 behandelte erhöhte Auflösung bei Verwendung spezieller Algorithmen. Die daraus resultierende wesentliche Erweiterung des Anwendungsbereichs eines CT-Geräts konnte den Benutzern – meist ohne Veränderung der Anlage selbst – in Form neuer Programme zur Verfügung gestellt werden (Bild 4.5b).

4.4 Qualitätsstandard

Um die Zuverlässigkeit eines Computertomographen auf lange Sicht zu erhalten, sind Maßnahmen erforderlich, um ständig eine hohe Qualität zu gewährleisten. Die wichtigsten Stufen, in denen Qualität und Zuverlässigkeit geprägt werden, sind:

> Konzept, Produktentwicklung,
> Herstellung,
> Installation beim Betreiber, sowie
> Wartung und Service.

Bei allen diesen Stufen muß reproduzierbare Qualität von Anfang an eingeplant werden (Bild 4.6).

Am Beispiel eines modernen Ganzkörpergeräts, dem SOMATOM, sollen einige dieser Maßnahmen und der dafür eingeplante Aufwand erläutert werden.

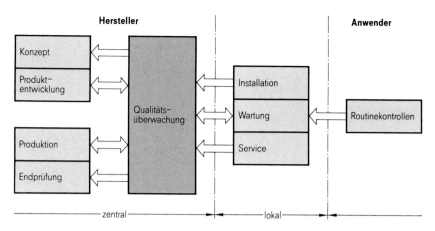

Bild 4.6
Qualitätskontrolle und -sicherung. Typische Stationen für laufende Überwachung des Qualitätsstandes

Geplante Qualität

Bereits während der Entwicklungsphase eines solchen Geräts werden die Entscheidungen über die technische Ausführung unter den Gesichtspunkten Zuverlässigkeit und Reproduzierbarkeit getroffen. Bei den Röntgenkomponenten kann dabei auf langjährige Erfahrung zurückgegriffen werden. Diese kommt z. B. bei der leistungsstarken Röntgenröhre mit Hochleistungs-Verbundanoden aus rhenium-legiertem Wolfram, Molybdän und Graphit zum Ausdruck. Die Lebensdauer dieser in Hunderten von SOMATOM-Geräten seit vielen Jahren benutzten Röhre bestätigt die Richtigkeit des Konstruktionsprinzips. Beim Generator sind das Wissen und die Erfahrung auf dem Gebiet der Hochleistungsgeneratoren der Kinotechnik in der Angiographie verwertet. Daraus ist ein neuer Generator mit »modernster Hochfrequenztechnik« entstanden, der speziell für den CT-Betrieb maßgeschneidert wurde.

Der Bau des Strahlungsdetektors setzt einen hohen technologischen Wissensstand voraus, weil hier nur durch parallele Untersuchungen der möglichen Ausführungen (Kristall mit Fotomultiplier, Hochdruckionisationskammern oder Kristall mit Halbleitern) hinsichtlich Strahlennutzung, Lebensdauer, Störsicherheit und mechanischer Stabilität die richtige Auswahl getroffen werden kann.

Die Komponenten der Rechnertechnik müssen den hohen Ansprüchen an Arbeitsgeschwindigkeit, Flexibilität und Ausbau mit zusätzlichen Daten-

Tabelle 4.1
Umfang von Meß- und Prüfprogrammen. Beispiel SOMATOM. Prüfen und Justieren der Anlage erfordert höheren Aufwand als die Patientenmessung

Programmart	Anzahl Befehle
Programm zu Patientenmessung	118 912
Prüfprogramm	81 664
Justageprogramm	76 160

speichern genügen. Die Spezialisierung im eigenen Bildrechnerlabor ermöglichte es, die bereits 1974 mit dem SIRETOM gewonnenen Erfahrungen konsequent in die Praxis umzusetzen. So ist die Aufteilung der Gerätesteuerung und Datenverwaltung auf einen bewährten Steuerrechner und der Bildberechnung auf einen Schnellrechner das Ergebnis dieser Spezialisierung. Im gleichen Labor werden Mechanik und Elektronik unter ungünstigsten Umgebungsbedingungen in Dauerversuchen auf Zuverlässigkeit und Stabilität geprüft.

Für den Anwender meist kaum sichtbar, aber für laufende Qualitätskontrolle des Computertomographen unerläßlich, sind auch die in jedem Gerät untergebrachten umfangreichen Rechnerprogramme zur Justage und Funktionsprüfung. Diese Programmteile sind z. B. bei dem Ganzkörpercomputertomographen SOMATOM umfangreicher als die zur Patientenmessung und Bildauswertung benötigten. Die Justage- und Prüfprogramme werden bei der Erweiterung und Verbesserung der Meßprogramme ebenfalls erneuert. Damit können verfeinerte Prüfkriterien im Rahmen der regelmäßigen Wartung allen installierten Anlagen zugute kommen (Tabelle 4.1).

Produktion und Endprüfung

Bei der Fertigung und Montage des SOMATOM sorgt ein dichtes Netz von Kontrollen und Funktionsprüfungen für gleichmäßig hohe Qualität. Zulieferteile, wie Bauelemente oder Rohteile, durchlaufen strengste Eingangskontrollen. Alle elektronischen Baugruppen werden vor der Montage einzeln geprüft. Größere Komponenten, wie z. B. Generator, Röhre, Tisch, Bedienpult, Rechner usw. werden erst nach einer vollständigen Endprüfung zur Montage freigegeben.

Im Prüffeld für Computertomographen werden die Anlagen so aufgebaut, wie sie später beim Benutzer stehen. Dann wird während einer mehrwöchigen Testprozedur jede Anlage streng geprüft und justiert. Besonders wesent-

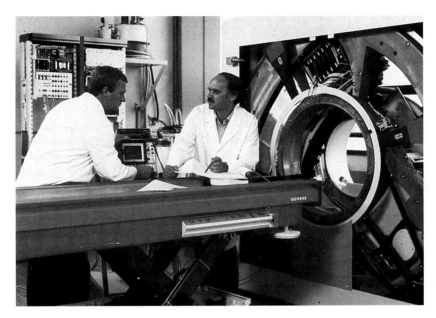

Bild 4.7 Endprüfung eines SOMATOM

lich sind dabei die präzise Justage von Strahler, Blenden und Detektor zueinander, ein Bildqualitätstest und die Prüfung auf elektrische und mechanische Sicherheit. Wenn der geforderte Qualitätsstandard erreicht ist und die Anlage fehlerfrei läuft, werden alle Einstellwerte protokolliert und ein Satz Testbilder erstellt. Diese Unterlagen bleiben bei der Anlage (Bild 4.7).

Montage und Funktionskontrolle

Nach Auslieferung und Montage eines SOMATOM in der Klinik wird während der Inbetriebnahme der Qualitätstest wiederholt. Erst wenn alle protokollierten Werte wiederum erreicht und eingehalten werden, wird das Gerät freigegeben. Die Unterlagen über den Zustand der Anlage nach der Inbetriebnahme und die ersten Patientenaufnahmen werden beim Hersteller zentral ausgewertet und gespeichert. Während der ersten Betriebswoche überwacht ein speziell geschulter Ingenieur die Anlage. Erst danach kann der Routinebetrieb beginnen (Protokoll 4.1).

```
SOMATOM DR ADJUSTMENT STATUS AND DETECTOR PROPERTIES REPORT
===========================================================
SOMATOM DR2
    -18810       VERSION NUMBER
         0       GENERATOR  ( 0 = PANDOROS / 1 = MIKROMATIC )
       256       MATRIX
      1194                        EQUIPMENT SERIAL NUMBER
 18-APR-83       TUNING DATE
      1131       GENERATOR SERIAL NUMBER
 18-APR-83       TUNING DATE
      3226       DETECTOR SERIAL NUMBER
 18-APR-83       TUNING DATE
         1       NUMBER OF X-RAY TUBES
    526871       X-RAY TUBE SERIAL NUMBER
         0       NUMBER OF SCANS
 18-APR-83       TUNING DATE


DL0              SYSTEM UNIT
DR0              UNIT INSTALLED
DR1              UNIT INSTALLED
DY0              UNIT INSTALLED
DY1              UNIT INSTALLED

VALUES OF SLICE 1-3
===================
         2       NOMINAL VALUE OF SLICE 1
        21       VALUE OF TUBE DIAPHRAGM
        30       VALUE OF DETECTOR DIAPHRAGM
         4       NOMINAL VALUE OF SLICE 2
        32       VALUE OF TUBE DIAPHRAGM
        60       VALUE OF DETECTOR DIAPHRAGM
         8       NOMINAL VALUE OF SLICE 3
        55       VALUE OF TUBE DIAPHRAGM
       119       VALUE OF DETECTOR DIAPHRAGM

RESULTS OF AXIAL X-RAY COLLIMATION
==================================
-- RESULT OF SLICE 1 (RIGHT SIDE)
EXECUTION SUCCESSFUL
PLATEAU HOMOGEN
DHHS - CONDITIONS FULFILLED
      2.02       PLATEAU LENGTH (MM)
      0.44       Z POSITION (MM)
      6.36       PLATEAU LENGTH AT 25% WIDHT (MM)
 02-MAY-83       TUNING DATE

-- RESULT OF SLICE 1 (LEFT SIDE)
EXECUTION SUCCESSFUL
PLATEAU HOMOGEN
DHHS - CONDITIONS FULFILLED
      2.34       PLATEAU LENGTH (MM)
     -0.09       Z POSITION (MM)
      6.22       PLATEAU LENGTH AT 25% WIDHT (MM)
 02-MAY-83       TUNING DATE
```

Protokoll 4.1
Auszug aus einem Inbetriebnahmeprotokoll. Seriennummern wichtiger Bauteile werden festgehalten, Schichteinstellungen vermessen

Service, Ersatzteile

Durch regelmäßige Wartung, bei der jeweils bis zu 150 Positionen überprüft, justiert oder erneuert werden, lassen sich die Ausfallzeiten eines CT-Geräts niedrig halten. Für den Betreiber der CT-Anlage ergibt sich daraus ein klar überschaubarer Kosten- und Zeitaufwand. Die einzelnen Stufen der Wartung sind:

▷ Sicherheitsüberprüfung
Mechanische Sicherheit,
elektrische Sicherheit und
Strahlenschutz.

▷ Betriebswartung
Sicherheitsüberprüfung, Details s. o.,
Kontrollieren der Funktionsfähigkeit und Betriebssicherheit,
Justieren, Einstellen und Schmieren,
Überprüfen der Standarddaten, ggf. Korrektur und
Ergänzen, ggf. Ersetzen von Hilfsstoffen.

▷ Instandhaltung und Instandsetzung
Das Beseitigen von Störungen und Schäden, die durch natürliche Abnutzung entstehen,
den Austausch der durch natürliche Abnutzung unbrauchbar gewordenen Teile, ausgenommen Hochvakuumelemente und
die Durchführung von schadenvorbeugenden bzw. -hemmenden Maßnahmen.

Für das Beheben von Störungen und für die laufende Wartung der Anlage steht weltweit ein kundennahes Servicenetz zur Verfügung. Darüber hinaus verfügt das Stammhaus über erfahrene Ingenieure. Im Stammhaus werden die Reparaturberichte und Meldungen über Qualitätstests routinemäßig erfaßt und zentral ausgewertet. Damit kann ein gleichmäßig hohes Qualitätsniveau garantiert werden. Außerdem ermöglicht diese zentrale Überwachung den raschen Überblick über Umfang und Art der qualitativen Mängel, sowie sofortige Gegenmaßnahmen (Protokoll 4.2).

Um technische Störungen möglichst rasch zu beheben, werden komplette Baugruppen ausgetauscht. Dieses Vorgehen spart bei einem Fehler wertvolle Gerätezeit. Die Fehler selbst lassen sich mit den im Gerät gespeicherten Prüfprogrammen in kürzester Zeit lokalisieren.

Kurzfristige Beseitigung von Fehlern ist nur möglich, wenn alle Ersatzteile sofort zur Verfügung stehen und zwar während der gesamten Lebensdauer der Anlage. Zu jedem SOMATOM gehört daher eine Mindestausstattung an Ersatzteilen. Die selten benötigten Teile werden jeweils regional gelagert.

Zusätzlich liefert ein zentraler Ersatzteilversand im Werk fernschriftlich Bestelltes noch am selben Tag aus. Um etwaige Stillstandszeiten eines SOMATOM auf einem Minimum zu halten, werden im Werk und regional Ersatzteile gelagert.

Alle diese kostenintensiven Leistungen – sie gewährleisten den hohen Qualitätsstand eines SOMATOM langfristig und zu jeder Zeit – führen zu niedrigsten Ausfallzeiten. Typisch für SOMATOM-Geräte ist eine Betriebsbereitschaft von über 95%, und dies auch bei mehr als 25 untersuchten Patienten je Tag.

SIEMENS
Bereich Medizinische Technik
Technische Dienste

Betriebswartung: I ☐, II ☐, III ☐   Checkliste: _____

SOMATOM DR1/ DR2/ DR3/ DRG/ DRH   Blatt: 1 – 8

Fabrikations-Nr.: _____

Wartungsintervall:	Monate	Betriebswartung	Monate	Betriebswartung
	1	I	7	I
	2	I	8	I
	3	I	9	I
	4	I	10	I
	5	I	11	I
	6	II	12	III

I	II	III		in Ordnung bzw. eingestellt	Teil muß ausgetauscht werden
			A. Sicherheitsüberprüfung		
			1. Mechanische Sicherheit		
x	x	x	1.1. Funktion aller Notauster prüfen (bauseitig)	o	o
x	x	x	1.2. Alle Strahlenschutzteile am Regelteil montiert (nur Pandoros CT 3)	o	o
			1.3. Gantry Sicherheitssystem prüfen		
		x	– Rotationsanschlag	o	o
			2. Elektrische Sicherheit		
x	x	x	2.1. Funktionsabschaltung bei Liegenbewegung	o	o
	x	x	2.2. Sicherheitsschalter prüfen:		
			– Kippung	o	o
			– Tischvorschub	o	o
			– Hub	o	o
x	x	x	2.3. Schutzleiterkontrollmessung	o	o
		x	2.4. Kontrolle der Hochspannungsüberwachung (nur Pandoros CT 3)	o	o
			3. Strahlenschutz		
x	x	x	3.1. Strahlenabschaltung bei Notstop (geräteseitig)	o	o
x	x	x	3.2. Strahlenabschaltung bei Rechnerausfall	o	o
			4. Multispot M		
		x	– siehe getrennte Checkliste Multispot M (R 57–070.102.)		
			B. Rechnersysteme, DEC-Komponenten		
			(Diese Arbeiten werden im Rahmen der Rechnerwartung durchgeführt) hgeführt)		
			PDP 11/44 bzw. PDP 11/24		
x	x	x	– Lüfterfunktion	o	o
x	x	x	– Versorgungsspannung prüfen Soll: DC ON– Lampe an, **nicht** blinkend	IST	

Protokoll 4.2
Auszug aus einem Wartungsprotokoll. Elektrische Sicherheit und Strahlenschutz werden geprüft. Gesamtumfang etwa 150 Positionen

Literatur

Deckner, R.: Wirtschaftlichkeit der Computertomographie Röntgenpraxis Bd. 33, September 1980, H. 9, S. 208–215

Gempel, P. A.; Harris, G. H.; Evens, R. G.: Comparative Cost Analysis: Computed Tomography Versus Alternative Procedures
1977 and 1980, Cambridge, Mass., Arthur D. Litte, Inc., 1977

Evens, R. G.: The Economics of Computed Tomography: Comparison with Other Health Care Costs.
Radiology 136: 509–510, August 1980

Axel, L.; Arger, P. H.; Zimmermann, R. A.: Applications of Computerised Tomography to Diagnostic Radiology. Proc. IEEE, Vol. 71, No. 3, March 1983, 293–297

Evens, R. G.; Jost, R. G.: Computed Tomography Utilization and Charges in 1981
Radiology 145: 427–429, November 1982

Eulow, R. a.: The Effect of the Computed Tomography Scanner on Utilization and Charges for Alternative Diagnostic Procedures.
Radiology, Bd. 136, pp. 413–417, August 1980

Fachbegriffe

Abbildung, rauschfreie
Abbildung, die nur durch die → Modulationsübertragungsfunktion des abbildenden Systems, nicht jedoch durch Signalrauschen oder → Algorithmusrauschen beeinflußt wird.

Abbildungsgeometrie
Anordnung von → Brennfleck und → Detektor zueinander und zur Drehachse des Meßsystems (→ Systemachse) eines CT-Gerätes.

Abklingverhalten
Art des Ausgangssignalverlaufs eines → Detektors oder Verstärkers nach Beendigung eines Eingangssignals.

Absorptionsvermögen
Fähigkeit, Strahlung durch Photoeffekt in eine andere Energieform umzuwandeln. Beim Photoeffekt werden Elektronen durch die Wechselwirkung mit Strahlungsquanten aus Atomen herausgelöst. Die dabei von den Elektronen aufgenommene Energie kann z. B. in Wärme umgesetzt werden.

Abtasteigenschaften
Kenngrößen eines CT-Gerätes, die Art und Weise der → Abtastung der Schwächungskoeffizientenverteilung in der Objektschicht durch die Meßanordnung des CT-Systems bestimmen, z. B. → Streifenbreite, Mittenabstand der einzelnen → Meßstrahlenbündel, → Detektorviertelversatz und Winkelabstand der einzelnen Projektionen.

Abtastfrequenz
Kehrwert des Abstandes der äquidistanten Stellen, an denen bei einer → Abtastung der Wert der abzutastenden Funktion bestimmt wird.

Abtastung, diskrete
Erfassung einer kontinuierlichen Funktion an einzelnen, äquidistanten Stellen. S. a. → Abtastfrequenz und → Abtasttheorem.

Abtasttheorem
Mathematischer Satz, der besagt, daß eine kontinuierliche, bandbegrenzte (d. h. keine Ortsfrequenzen jenseits eines bestimmten Ortsfrequenzwertes enthaltende) Funktion voll bestimmt ist durch ihre Werte an diskreten, äquidistanten Stellen, deren Abstand höchstens gleich der Hälfte des Kehrwerts der höchsten in der Funktion vorkommenden Ortsfrequenz ist. S. a. → Abtastung und → Aliasing.

ACTA-Scanner
Erster (1973) kommerzieller Röntgen-Computertomograph, der für die Untersuchung des gesamten Körpers geeignet war. Das von Robert S. Ledley entwickelte Gerät arbeitete nach dem → Translations-Rotations-Prinzip ohne → Ausgleichskörper.

Algorithmus
Rechenvorschrift, in der CT speziell zur Berechnung des Bildes aus den gemessenen → Schwächungsprofilen. Anfangs wurde zur Bildrekonstruktion in der CT ein Iterationsverfahren verwendet, das inzwischen jedoch durch das sogenannte → Faltungsverfahren ersetzt wurde.

Algorithmus, hochauflösender
Rechenverfahren zur Bildrekonstruktion, das die Auflösungseigenschaften des Meßsystems, d. h. die → Streifenbreite, beim Bildaufbau voll zur Erzielung eines möglichst großen → Auflö-

sungsvermögens im Bild nutzt. Dabei wird eine u. U. gesteigerte → Artefaktanfälligkeit zugunsten des → Auflösungsvermögens in Kauf genommen.

Algorithmus, kantenbetonender
Rechenverfahren zur Bildberechnung, das bei der Rekonstruktion der Schwächungsverteilung des Objektes im Bild Kontrastsprünge aufsteilt und so eine bessere geometrische Auflösung als der Standard- → Algorithmus liefert, jedoch um den Preis einer Erhöhung des Rauschens im Bild.

Algorithmus, Standard-
Rechenverfahren zur Bildberechnung, das die Schwächungsverteilung des Objektes ohne zusätzliche Glättung oder Kantenaufsteilung im Bild rekonstruiert. Beim → Faltungsverfahren wird dieses Ergebnis mit dem von Shepp und Logan beschriebenen → Faltungskern erzielt.

Algorithmusrauschen
Nicht-informationsbehaftete Beiträge zu den Signalen in den einzelnen Bildpunkten eines CT-Bildes, die durch Rechenungenauigkeiten beim Bildrekonstruktionsprozeß verursacht werden.

Aliasing
Durch Verletzung des → Abtasttheorems auftretende Überlagerung von Signal aus dem Bereich hoher Ortsfrequenzen (jenseits der halben → Abtastfrequenz) und dem Signal aus dem Bereich niederer Ortsfrequenzen im Abtastungsergebnis bei der diskreten → Abtastung einer Funktion.

Aliasing-Artefakte
Artefakte, die auf eine Verletzung des → Abtasttheorems bei der Gewinnung der Schwächungsmeßdaten für ein CT-Bild zurückzuführen sind. Derartige Artefakte können z. B. in Gestalt feiner Streifen oder eines feinen Netzes im Bild auftreten. S. a. → Aliasing.

Analog-Digital-Wandler
Elektronische Baugruppe zur Umsetzung eines in analoger Form gegebenen elektrischen Signals, meist einer Spannung, in ein digitales Zahlensignal, das die Größe des Eingangssignals beschreibt.

Anode
Positive Elektrode, z. B. in einer Elektronenröhre oder Röntgenröhre. Bei Röntgenröhren unterscheidet man → Festanodenröhren und → Drehanodenröhren.

Anode, Aufrauhung der
Beim Auftreffen der Elektronen auf die Anode einer Röntgenröhre können so hohe Oberflächentemperaturen auftreten, daß das Anodenmaterial oberflächlich anschmilzt. Nach längerem Betrieb oder beim Betrieb mit unzulässig hoher Strahlleistung tritt dadurch eine Aufrauhung der Anodenoberfläche ein, die zu einer merklichen spektralen Veränderung der erzeugten Röntgenstrahlung und zu einer Verschlechterung des Wirkungsgrades der Röntgenröhre führen kann. S. a. → Eigenfilterung der Anode.

Anode, Eigenfilterung der
Weist die Anode einer Röntgenröhre nach längerem Betrieb oder Überlastung → Aufrauhungen auf, so wird die in den tiefer gelegenen Stellen der rauhen Anodenoberfläche erzeugte Röntgenstrahlung zumindest teilweise durch das höher gelegene Anodenmaterial vorgefiltert. Diese Filterung führt zu einer Veränderung der spektralen Zusammensetzung der von der Röhre erzeugten Röntgenstrahlung.

Anode, Metall-Graphit-
Drehanode für Röntgenröhren, die aus einem Metallteller und einer dicken aufgelöteten Graphitscheibe besteht. Durch die zusätzliche Graphitscheibe wird sowohl die Wärmekapazität, als auch das Wärmeabstrahlungsvermögen der Anode erheblich erhöht.

Anodenbelastbarkeit
Zulässige Grenzwerte der Momentanleistung und der zeitlich gemittelten Leistung des zwischen Kathode und Anode einer Röntgenröhre fließenden Elektronenstromes. Die zulässige Momentanleistung wird im wesentlichen durch den Schmelzpunkt des Anodenmaterials bestimmt, sie hängt also u. a. von der Anodentemperatur, der Stromdichte (Brennfleckgröße bei vorgegebenem Strom) und der Einwirkungszeit des Elektronenstrahls auf die Anode ab. Die zulässige mittlere Leistung über kürzere Zeiträume – z. B. über eine Aufnahmeserie – wird wesentlich von der Wärmekapazität der Anode bestimmt, während die zulässige mittlere Leistung über längere Zeiträume – z. B. Stunden – durch die Wärmeabgabe der Anode an die Umgebung begrenzt wird. S. a. → Drehanodenröhre, → Festanodenröhre, Metall-Graphit- → Anode.

Anode, Überwachung der Belastung der
Der Belastungszustand der Anode einer Röntgenröhre läßt sich z. B. über eine berührungslose Messung der Anodentemperatur kontrollieren. Beim CT-System ist die Überwachung rein rechnerisch durch den Anlagen-Computer möglich, da dieser aus den Daten bereits erfolgter Belastungen und ihrer zeitlichen Aufeinanderfolge bei bekanntem Aufheiz- und Abkühlverhalten der Anode die jeweilige Anodentemperatur und die noch zulässige weitere Belastung ermitteln kann.

Arbeitsspeicher
In einen Rechner integrierter → Datenspeicher, auf den die → Zentraleinheit und die Rechenwerke ständig zugreifen und in dem z. B. auch das jeweilige Programm gespeichert ist. Wegen der besonders kurzen Zugriffszeiten auf die gespeicherten Daten werden als Arbeitsspeicher nahezu ausschließlich Halbleiterspeicher verwendet; sie haben die früher für diesen Zweck eingesetzten Ringkernspeicher nahezu verdrängt.

Array
1. Ein- oder mehrdimensionales Daten- oder Zahlenfeld, z. B. im Speicher eines Rechners.
2. Ein- oder zweidimensionale Aneinanderreihung gleicher Elemente, z. B. der Detektorelemente zu einem Detektorarray.

Array processor
Rechner, der so aufgebaut und organisiert ist, daß er spezielle mathematische Operationen an Zahlenfeldern mit besonders hoher Geschwindigkeit ausführen kann.

Artefakt
Bestandteil des Bildes, der keine Entsprechung in der Verteilung der abzubildenden physikalischen Größe des Objektes hat. Im CT-Bild können sowohl Struktur- als auch Schwächungswertverfälschungen (→ CT-Zahl-Verfälschungen) als Artefakte auftreten.

Artefakte, ringförmige
Zentrisch zum Bildort der → Systemachse auftretende Artefakte im CT-Bild, die bei → Fächerstrahlgeräten mit umlaufendem Detektorsystem z. B. durch geringfügige Abweichungen im Absorptionsverhalten benachbarter Detektorelemente, bei → Translations-Rotations-Geräten und → Ringdetektorgeräten z. B. durch periodische, mit der Gerätebewegung oder Meßwertabfrage synchron auftretende Strahlungsintensitätsschwankungen verursacht werden können.

Artefaktverhalten
Art und Weise der Artefaktentstehung bzw. -erzeugung in einem Abbildungssystem.

Assembler
Programmiersprache, die es ermöglicht, einen Rechner unmittelbar auf der Ebene der einzelnen Rechenwerksbefehle zu programmieren.

Aufbaufaktor
Verhältnis zwischen dem maximalen Dosiswert an der Objektoberfläche oder in der Systemachse bei der Aufnahme einer Serie aneinanderliegender Objektschichten und dem entsprechenden maximalen Dosiswert bei der Aufnahme einer einzelnen Objektschicht mit denselben Parametern. Der Aufbaufaktor ist stets größer als eins, da das → Dosisprofil stets breiter als das → Empfindlichkeitsprofil ist.

Aufhärtungsartefakt
Struktur- und/oder → CT-Zahl-Verfälschung im Bild infolge von Meßfehlern, die durch Änderungen des Röntgenstrahlenspektrums beim Durchdringen des Objektes bedingt sind (→ Aufhärtungsfehler). Aufhärtungsartefakte können im Bild auftreten, wenn das Objekt in seinen Strahlenschwächungseigenschaften stark von den bei der Festlegung der → Aufhärtungskorrektur gemachten Annahmen abweicht.

Aufhärtungseffekt
Veränderung des Spektrums einer polychromatischen Röntgenstrahlung, z. B. der in der Röntgendiagnostik benutzten Bremsstrahlung, beim Durchdringen einer schwächenden Substanz. Da die niederenergetischen Spektralanteile (von Absorptionskanten einmal abgesehen) stets stärker als die höherenergetischen geschwächt werden, verschiebt sich der Schwerpunkt des Spektrums zu höheren Energiewerten. Das Durchdringungsvermögen der Strahlung nimmt dadurch zu, sie wird »härter«.

Aufhärtungsfehler
Meßfehler bei der Ermittlung des → Strahlenschwächungsvermögens des Aufnahmeobjektes infolge der beim Durchdringen des Aufnahmeobjektes auftretenden Änderung des Röntgenstrahlenspektrums. Diese Änderung ist darauf zurückzuführen, daß die niederenergetischen Spektralanteile stärker geschwächt werden als die höherenergetischen, und bewirkt, daß sich für ein und dasselbe Material bei zunehmender Objektdicke ein geringeres Schwächungsvermögen bezogen auf die Objektdicke in Strahlrichtung ergibt.

Aufhärtungskorrektur
Kompensation der infolge Änderung des Röntgenstrahlenspektrums beim Durchdringen des Aufnahmeobjektes entstehenden Meßfehler (→ Aufhärtungsfehler) durch entsprechende Korrektur der Meßdaten. Die Korrektur erfolgt unter der Annahme, daß sich die Änderung des Spektrums beim Durchdringen des Aufnahmeobjektes nur unwesentlich von der beim Durchdringen eines homogenen Vergleichsobjektes unterscheidet. S. a. → Zwei-Spektren-Methode.

Auflösung
S. geometrisches → Auflösungsvermögen, → Dichteauflösungsvermögen und → Niedrigkontrastauflösungsvermögen.

Auflösungsgrenze
Kleinster Wert der Elementbreite (z. B. Bohrlochdurchmesser oder Balkenbreite) einer periodischen Anordnung von gleichen Einzelelementen in einem zwei Elementbreiten entsprechenden Mittenabstand, bei dem die Einzelelemente gerade noch getrennt abgebildet werden können, oder die dieser Struktur entsprechende Ortsfrequenz.

Auflösungsvermögen, geometrisches
Maß für die Darstellbarkeit feiner Strukturen bei (beliebig) hohem Kontrast. Zur quantitativen Beschreibung des geometrischen Auflösungsvermögens können die → Grenzauflösung, die → Grenzfrequenz, die → Punktbildfunktion, die → Kantenbildfunktion, die → Linienbildfunktion und die → Modulationsübertragungsfunktion verwendet werden.

Aufnahmedauer
Zeitspanne vom Beginn bis zum Ende der Meßdatenerfassung für eine CT-Aufnahme. Bei den meisten CT-Systemen ist die Aufnahmedauer größer als die → Expositionszeit, so daß zwischen beiden Begriffen unterschieden werden muß.

Aufnahmefrequenz
Anzahl der Aufnahmen je Zeiteinheit, Kehrwert der Aufnahmewiederholzeit.

Aufnahmegeometrie
Synonym für → Abbildungsgeometrie.

Ausgleichskörper
Lagerungsvorrichtung aus möglichst objektäquivalentem Material, die so gestaltet ist, daß die in schwächendem Material verlaufende Weglänge für alle Meßstrahlen innerhalb der zu untersuchenden Schicht gleich wird. Ausgleichskörper wurden bei den ersten CT-Systemen zur Reduzierung des Signalumfangs am Detektor und zur weitgehenden Vermeidung von → Aufhärtungsfehlern eingesetzt.

Background
Die beim Programmlauf mit untergeordneter Priorität behandelte Programmebene bei einem Rechner, dessen Betriebssystem es ermöglicht, zwei Programme mit unterschiedlicher Priorität gleichzeitig ablaufen zu lassen. S. a. → Foreground.

Balkentest
Prüfkörper zur Bestimmung des → Auflösungsvermögens, vorzugsweise ein Zylinder aus Acrylglas oder anderem Kunststoff, der Einsätze enthält, die mit zueinander und zur Zylinderachse parallelen Fräsungen rechteckigen Querschnitts versehen sind. Diese Fräsungen sind in Reihen angeordnet, wobei innerhalb einer Reihe alle Fräsungen die gleiche Breite aufweisen und der Mittenabstand benachbarter Fräsungen dem Doppelten dieser Breite entspricht. Anstelle der Fräsungen werden auch entsprechende Anordnungen aus Kunststoffplättchen verwendet.

Betriebssystem
Gesamtheit der Rechnerprogramme, die zum allgemeinen Betrieb eines Rechners und seiner Peripherie erforderlich sind.

Betriebssystemplatte
Magnetische Speicherplatte, auf der das → Betriebssystem (z. B. für den Rechner der CT-Anlage) gespeichert ist.

Bewegungsartefakt
Bildfehler, hervorgerufen durch Objektbewegungen während der Aufnahme (eines Bildes bzw. der Meßdaten zur Rekonstruktion eines Bildes). Im CT-Bild führen solche Objektbewegungen nicht wie im klassischen Röntgenbild zu Kantenverwischungen, sondern zu weitreichenden → Artefakten.

Bewegungsunschärfe
S. → Bewegungsartefakt.

Bildaufbauspeicher
Derjenige elektronische Speicher oder Speicherbereich im Rechner eines CT-Systems, in dem bei der Bildrekonstruktion die Bildinformation abgelegt wird.

Bildauswertung, quantitative
Jede Auswertung von (computertomographischen) Bildern, bei der Maßzahlen für bestimmte Größen gewonnen werden, z. B. Längenmessungen, Winkelmessungen und insbesondere Dichtemessungen.

Bildelement
Synonym für → Bildmatrixelement oder → Pixel.

Bildkontrast, normierter
Quotient aus dem Bildkontrast einer periodischen Struktur – z. B. einer be-

stimmten Gruppe eines Balkentests – und dem sich bei gleichem Objektkontrast mit demselben Abbildungssystem für die Ortsfrequenz Null (d. h. für sehr großflächige Strukturen) ergebenden Bildkontrast.

Bildmatrix
Zweidimensionale Anordnung aus diskreten Bildpunkten (→ Pixels).

Bildmatrixelement
Einzelner Bildpunkt in einer Bildmatrix. Synonym für → Pixel oder → Bildelement.

Bildmonitor
Fernsehsichtgerät zur Wiedergabe des CT-Bildes. S. a. → Dialogmonitor und → Textmonitor.

Bildrauschen
Durch → Rauschen verursachter Bildinhalt.

Bildpunktrauschen
Durch → Quantenrauschen, → elektronisches Rauschen und → Algorithmusrauschen verursachte Schwankung der CT-Werte in den einzelnen Punkten im Bild eines homogenen Phantoms oder eines homogenen Phantombereiches. Als Maßzahl für das Bildpunktrauschen wird i. allg. die → Standardabweichung der CT-Werte der Bildpunkte innerhalb einer vorgegebenen Teilfläche (Region of Interest, ROI) des Bildes verwendet. Als Größe zur Bildgütebeurteilung hat das Bildpunktrauschen allein keine wesentliche Bedeutung, da es z. B. mit dem geometrischen Auflösungsvermögen verknüpft ist. Bei sonst gleichen Bedingungen steigt das Bildpunktrauschen mit zunehmender Auflösung an.

Bildrekonstruktion
Bildberechnung aus Projektionsdaten.

Bildrekonstruktion, EKG-gesteuert
S. → CARDIO-CT.

Bildrekonstruktion, sekundäre
Berechnung eines → Sekundärschnittes.

Bildrekonstruktionsalgorithmus
S. → Algorithmus.

Bildspeicherung, komprimierte
Aufzeichnung eines Computertomogrammes auf einem Datenträger unter möglichst guter Ausnutzung der Informationskapazität dieses Datenträgers. Dies kann z. B. dadurch geschehen, daß man nicht die vollen CT-Zahlen für die einzelnen → Bildmatrixelemente, sondern z. B. nur die Differenzen der CT-Zahlen jeweils benachbarter Bildmatrixelemente aufzeichnet.

Bildspeicherung, unkomprimierte
Aufzeichnung eines Computertomogramms auf einem Datenträger bei fester Zuordnung je eines Datenwortes zu jedem → Bildmatrixelement.

Bildwiedergabespeicher
S. → Bildwiederholspeicher.

Bildwiederholspeicher
Derjenige elektronische Speicher oder Speicherbereich im Rechner eines CT-Systems, in dem das Bild zur Bildwiedergabe abgelegt wird und aus dem es dann im Fernsehtakt zur Umwandlung in das für den → Bildmonitor benötigte Analogsignal ausgelesen werden kann.

Blende
Vorrichtung zur Strahlungsbündelbegrenzung. In CT-Geräten werden in Richtung der → Systemachse verstellbare Blenden zwischen Röntgenröhre und Patient und in manchen Geräten zusätzlich unmittelbar vor dem Detektor zur Einstellung der → Schichtdicke verwendet. Erstere dienen dazu, das → Dosisprofil auf die für die gewünschte Schichtdicke erforderliche Mindestbreite einzuengen, letztere ermöglichen eine Verbesserung (im Sinne einer mehr rechteckigen Form) des → Empfind-

lichkeitsprofils. In → Ringdetektorgeräten werden gelegentlich kammförmige Blenden vor dem Detektor zur Verringerung der wirksamen Detektorbreite zum Zweck einer Steigerung des → Auflösungsvermögens eingesetzt.

Bohrlochtest
Prüfkörper zur Bestimmung der → Auflösungsgrenze bzw. des → Niedrigkontrastauflösungsvermögens, vorzugsweise ein Zylinder aus Acrylglas oder anderem Kunststoff mit zueinander und zur Zylinderachse parallelen Bohrungen. Die Bohrungen sind in Reihen angeordnet, wobei innerhalb einer Reihe alle Bohrungen den gleichen Durchmesser aufweisen und der Mittenabstand benachbarter Bohrungen dem Doppelten des Durchmessers entspricht. In Ausführungsformen zur Bestimmung des → Niedrigkontrastauflösungsvermögens oder des → Kontrast-Detail-Diagramms kann der Kontrast zwischen den Bohrungen und dem Grundkörper durch Füllung der Bohrungen mit verschiedenen Flüssigkeiten variiert werden.

Brennfleck einer Röntgenröhre
Bereich der Anode, in dem durch den Aufprall des von der Kathode erzeugten Elektronenstrahlbündels Röntgenstrahlung entsteht.
S. a. → elektronischer Brennfleck, → optischer Brennfleck und → optisch wirksamer Brennfleck.

Brennfleck, elektronischer- einer Röntgenröhre
Schnittfläche zwischen der Anodenoberfläche und dem von der Kathode erzeugten Elektronenstrahlbündel.

Brennfleck, optischer- einer Röntgenröhre
Projektion des elektronischen Brennflecks parallel zu dem vom → Fokus durch die Mitte des Strahlenaustrittsfensters des Strahlers verlaufenden Strahls (»Zentralstrahl«) auf eine senkrecht zu diesem Strahl orientierte Ebene.

Brennfleck, optisch wirksamer- einer Röntgenröhre
Projektion des elektronischen Brennflecks parallel zu dem vom → Fokus durch das interessierende Objektelement (oder Detektorelement) verlaufenden Strahl auf die Bildauffangebene (oder Detektoreingangsfläche).

Brennfleckabmessungen einer Röntgenröhre für CT
Der → elektronische Brennfleck ist i. allg. ein Rechteck mit in radialer Richtung (auf den Anodenteller bezogen) wesentlich größerer Ausdehnung als in azimutaler Richtung. Die Röhre wird jedoch so im CT-Gerät eingebaut, daß der → optisch wirksame Brennfleck für die Detektormitte quadratisch wird. Ein besonders kleiner Brennfleck ist in der CT nicht unbedingt wünschenswert. Zur Unterdrückung von → Aliasing-Artefakten kann ein erhöhter Betrag des Brennflecks zur → Streifenbreite nützlich sein.

BSP 11
Programmierbarer Spezialrechner, der an die Bedürfnisse bei der Datenerfassung, Meßdatenkorrektur und Bildrekonstruktion in der Computertomographie besonders angepaßt ist. Bei Verwendung des → Faltungsverfahrens ermöglicht der BSP 11 durch eine mit der Meßdatenerfassung schritthaltende Bildrekonstruktion nach dem → Pipelineprinzip die Berechnung eines → Sofortbildes.

Bus
Spezielles Datenleitungssystem zur Verbindung von → Zentraleinheit, → Speichern und → Peripheriegeräten eines Elektronenrechners.

Cardio-CT
Darstellung des Herzens mit CT-Mitteln. Wegen der raschen Bewegung des

Untersuchungsobjektes sind besondere Kunstgriffe erforderlich, um → Bewegungsartefakte zu vermeiden. Entweder schaltet man während mehrerer Aufnahmeabläufe des CT-Gerätes die Strahlung immer nur bei einer bestimmten Herzphase kurzzeitig ein, um so ausreichend viele Daten zur Rekonstruktion eines Bildes des Herzens in dieser Phase zu erhalten, oder man speichert sämtliche Meßdaten während mehrerer Geräteabläufe zusammen mit dem EKG und sortiert danach die zu einer beliebigen, nachträglich wählbaren Herzphase gehörenden Daten für eine entsprechende Rekonstruktion aus. In beiden Fällen muß der Geräteablauf auf den Herzrhythmus abgestimmt werden, damit nicht zufällig alle Daten für eine Herzphase aus den verschiedenen Abläufen in den gleichen Drehwinkelbereichen liegen.

Computer-Radiographie, CR
Projektions-Röntgenaufnahmetechnik unter Verwendung ein- oder zweimensionaler Anordnungen aus einer Vielzahl von Einzeldetektoren, bei der die einzelnen Detektorsignale digitalisiert und das Bild unmittelbar als Matrix in einem digitalen Speicher aufgebaut wird.

CPU, Central Processing Unit
Zentrale Steuereinheit eines Rechners, die das Zusammenwirken von Rechenwerk, → Speichern und → Peripheriegeräten kontrolliert und koordiniert.

CT-Dosisindex, CTDI
Quotient aus dem Integral über das Dosisprofil (z. B. in der Systemachse) und der Schichtdicke. Das Integral ist streng genommen in den Grenzen von $-\infty$ bis $+\infty$ zu bestimmen, in der Praxis (US-Gesetzgebung) wird es jedoch nur über je 7,5 → Schichtdicken beiderseits der zentralen → Schichtebene ermittelt.

CT-Geräte mit feststehendem Detektor
S. → Ringdetektorgeräte.

CT-Zahl-Verfälschung
Auftreten von CT-Zahlen im Computertomogramm, die nicht den im Objekt an entsprechender Stelle vorhandenen → Schwächungskoeffizienten entsprechen. Derartige Verfälschungen können z. B. durch unzureichende → Aufhärtungskorrektur oder die Verwendung eines kantenbetonenden → Algorithmus verursacht werden.

DAS, Data Acquisition System
S. → Datenerfassungssystem.

Datenerfassungssystem
Elektronische Einrichtung zur Übertragung der Detektorsignale in den Computer eines CT-Systems. Typische Verarbeitungsschritte im Datenerfassungssystem sind Verstärkung, Integration, → Multiplexing und → Analog-Digital-Wandlung (Digitalisierung).

Datenspeicher
Einrichtung zum Halten digitaler Daten. Als Datenspeicher kommen elektronische Kippschaltungen (Halbleiterspeicher), magnetische (Magnetband, Magnetplatte und Diskette) und elektronisch-optische (Laserplatte) Aufzeichnungsgeräte zur Anwendung. Aus Kostengründen werden Halbleiterspeicher nur als → Arbeitsspeicher in Rechnern eingesetzt. Magnetplatten, Magnetbänder und Laserplatten werden als Massenspeicher, die beiden letzteren insbesondere auch für Archivierungszwecke, verwendet. Magnetplatten und Disketten sind besonders geeignet als → Betriebssystem- und Programmspeicher, wobei allerdings der Diskette auch eine große Bedeutung als Archivierungsmedium zukommt.

Datenspeicher, peripherer
→ Datenspeicher, der im Gegensatz zum → Arbeitsspeicher von der → Zentraleinheit als Zusatzgerät angesprochen wird und auf dem Daten abgelegt werden, die nicht ständig im Rechenprozeß benötigt werden. Typische peri-

phere Datenspeicher sind Magnetband, Diskette, Magnetplatte und Laserplatte.

Dauerleistung
S. → Röhrenleistung.

Deckungsfehler
Mangelnde geometrische Übereinstimmung zweier Bilder oder Projektionen, die aufgrund der Aufnahmesituation eigentlich gleich sein sollten.

DECNET
→ Software der Firma Digital Equipment Corporation (Maynard, Massachusetts, USA) zur Verbindung mehrerer Rechner untereinander über unterschiedliche Leitungssysteme, z. B. über Telefonleitungen oder ein → ETHERNET-System.

Detektor
Einrichtung zur Messung von Strahlungsintensitäten. Man verwendet in CT-Geräten → Festkörperdetektoren und → Edelgasdetektoren.

Detektor, Absorptionsvermögen des -s
Die Eigenschaft des Detektors, (Röntgen-)Strahlung durch Umsetzung ihrer Energie in Licht oder in eine andere Energieform (z. B. Wärme, Ionisation von Gasmolekülen) zu schwächen. S. a. → Festkörperdetektor, → Gasdetektor und → Absorptionsvermögen.

Detektor, hochauflösender
Detektor mit in Abtastrichtung besonders kleiner Ausdehnung zur Erzielung einer möglichst geringen → Streifenbreite. Die kleine Ausdehnung kann erreicht werden durch entsprechend schmale Elemente oder durch eine Einblendung. S. a. → Blende.

Detektor, Standard-
Detektor, der keine besonderen Konstruktionsmerkmale zur Erzielung einer extrem kleinen → Streifenbreite und des damit verbundenen hohen → Auflösungsvermögens hat.

Detektorbreite, wirksame
Entsprechend der → Abbildungsgeometrie verkürzte, auf den Durchstoßpunkt der → Systemachse durch die → Schichtebene bezogene Breite des Detektorelementes. S. a. → Detektorelementabmessungen.

Detektorelementabmessungen
Senkrecht zur Strahleneinfallsrichtung ist die Querschnittsfläche der Detektorelemente eines CT-Gerätes ein schmales Rechteck, wobei die Schmalseite parallel zur Schichtebene verläuft. Die Schmalseite bestimmt die → wirksame Detektorbreite und beeinflußt so die → Streifenbreite; die Längsseite legt die maximal mögliche → Schichtdicke fest.

Detektorviertelversatz
Anordnung des Detektorsystems bei → Fächerstrahlgeräten mit umlaufendem Dektektor in der Weise, daß die Senkrechte vom → Fokus auf die → Systemachse gerade um ein Viertel des Detektorelement-Mittenabstandes versetzt von der Trennebene zwischen den beiden zentralen Detektorelementen auf die Detektoranordnung trifft. Dadurch wird erreicht, daß einander entsprechende Meßstrahlenbündel entgegengesetzt gerichteter Projektionen gerade um eine halbe Detektorteilung gegeneinander versetzt sind und sich daher überlappen. Diese Überlappung dient der Verminderung von → Aliasing-Artefakten.

Dialogmonitor
S. → Textmonitor.

Dichteauflösungsvermögen
Fähigkeit, kleine Dichteunterschiede oder sonstige Unterschiede der Strahlenschwächungseigenschaften im Objektmaterial auch im Bild wiedergeben zu können. Das Dichteauflösungsvermögen wird entscheidend von den Rauscheigenschaften des CT-Systems bestimmt. Da das → Rauschen u. a.

von der vom CT-System erfaßten Dosis und diese wiederum von der applizierten Dosis, der gewählten → Schichtdicke, dem Testkörpermaterial und den Testkörperabmessungen abhängt, sind Angaben zum Dichteauflösungsvermögen nur mit den entsprechenden Informationen über diese Größen brauchbar. S.a. → Niedrigkontrastauflösungsvermögen und → Kontrast-Detail-Diagramm.

Dichtebestimmung, quantitative
Ablesung der → CT-Zahlen (CT-Werte) aus einem Computertomogramm. Diese Ablesung kann an einem (Teil-)Ausdruck der → Bildmatrix oder mit Hilfe einer Positioniereinrichtung an einem im → Bildwiedergabespeicher des CT-Gerätes befindlichen Bild geschehen. Bei der zuletzt genannten Auswertungsart ist in der Regel neben der punktweisen Ablesung auch die Möglichkeit zur Ausgabe des mittleren CT-Wertes innerhalb eines mit Hilfe der Positioniereinrichtung festlegbaren Bildbereiches (→ ROI) gegeben.

Dickenausgleichsfilter
S. → Ausgleichskörper und → Formfilter.

Digital-Analog-Wandler
Elektronische Baugruppe zur Umsetzung eines digitalen Zahlensignals in ein analoges elektrisches Signal, meist eine Spannung, das in seiner Größe dem Zahlensignal entspricht.

Digitale Radiographie
Projektions-Röntgenaufnahmetechnik mit digitaler Bildaufzeichnung und -verarbeitung zunächst mit analogen Mitteln erzeugter Röntgenbilder. I. allg. werden Bildverstärker-Fernseh-Durchleuchtungsbilder digitalisiert, digital gespeichert und weiterverarbeitet; jedoch können auch konventionelle Röntgenaufnahmen auf Film einer Digitalisierung unterworfen werden.

Digitale Übersichtsaufnahme mit CT-Geräten
Projektionsradiogramm (ähnlich einer konventionellen Röntgenaufnahme), erzeugt durch zeilenweises Aneinanderfügen von Projektionen, die sich ergeben, wenn zwischen der Erfassung aufeinanderfolgender Projektionen das Aufnahmesystem aus Röntgenröhre und → Detektor seine Position nicht verändert, sondern das Aufnahmeobjekt in → Systemachsenrichtung verschoben wird. Derartige Übersichtsaufnahmen werden nur mit → Fächerstrahl-, → Hybrid- und → Ringdetektorgeräten angefertigt. Während eine konventionelle Röntgenaufnahme eine reine Zentralprojektion wiedergibt, liegt bei der digitalen Übersichtsaufnahme mit CT-Mitteln in Fächerrichtung eine Zentralprojektion, in Systemachsenrichtung jedoch eine Parallelprojektion vor.

DMC, Diagnostic Main Console
Hauptbedienpult des CT-Systems SOMATOM. Das DMC ermöglicht die Aufnahme, die Archivierung und die Auswertung von Computertomogrammen einschließlich der → Bildrekonstruktion aus bereits vorhandenen Schwächungsmeßdaten. S.a. → DSC.

Doppelfenstertechnik
Gleichzeitige Wiedergabe zweier wählbarer Teilbereiche des CT-Zahlenumfangs eines Computertomogramms mit dem vollen Leuchtdichteumfang des → Bildmonitors. Dadurch ist es möglich, Bildbereiche mit sehr unterschiedlicher mittlerer CT-Zahl gleichzeitig darzustellen (Analoges gilt für Farbwiedergabe). Die Doppelfenstertechnik hat sich insbesondere bei der Wiedergabe von Computertomogrammen des Thorax bewährt. S.a. → Fensterung.

Dosis, applizierbare
Strahlendosis, die bei sorgfältiger Abschätzung des Gesundheitsrisikos für eine bestimmte Untersuchung noch zulässig bzw. vertretbar erscheint.

Dosisnutzung
Anteil der vom → Detektor absorbierten Strahlungsenergie von der gesamten auf die Detektoreingangsfläche auftreffenden Strahlungsenergie. Die Dosisnutzung wird bestimmt durch die geometrische → Dosisnutzung und das → Absorptionsvermögen der Detektorelemente.

Dosisnutzung, geometrische
Anteil der in den aktiven Detektorbereich eindringenden Strahlung von der gesamten auf die Detektoreingänge auftreffenden Strahlung. Die geometrische Dosisnutzung wird wesentlich bestimmt durch → Blenden (→ Kollimatoren) am → Detektor und durch konstruktionsbedingte inaktive Zonen zwischen benachbarten Detektorelementen.

Dosisprofil
Örtlicher Verlauf der Dosis in → Systemachsenrichtung an einer vorgegebenen Stelle der Schicht (meist an der Systemachse). Wegen des Auftretens von Streustrahlung ist das Dosisprofil stets breiter als das → Empfindlichkeitsprofil, auch wenn keine detektornahe Schichteinblendung erfolgt.

Dosisverteilung
Räumliche Verteilung der Dosiswerte in der Schichtebene. Der Abfall der Dosis von der Körperoberfläche zum Körperinnern bei der CT unterscheidet sich erheblich von dem bei klassischen Röntgenaufnahmen. Da sich bei der CT durch den Umlauf der Strahlenquelle um das Aufnahmeobjekt im Gegensatz zur klassischen Röntgenaufnahme die Strahleneinfallsrichtung während des Aufnahmeablaufs ständig ändert, ist bei der CT das Verhältnis zwischen der Hautdosis und der Dosis in der Körperachse wesentlich geringer.

Dotierung
Einbau von Fremdatomen in das Kristallgitter einer chemisch reinen kristallinen Substanz. Bei Leuchtstoffen kann durch geeignete Dotierung die Lichtausbeute erheblich gesteigert werden; jedoch führt eine Dotierung häufig zu einer Verschlechterung des → Abklingverhaltens.

Drehanodenröhre, Drehanodenröntgenröhre
Röntgenröhre, bei der die Anode scheibenförmig ausgebildet und mit einem motorischen Antrieb versehen ist, der die Scheibe in rasche Drehung um ihre Achse versetzt. Der Brennfleck wird dabei außerhalb der Achse angeordnet, so daß er wegen der Drehbewegung der Scheibe ständig seine Lage auf der Scheibe ändert. Da so das Anodenmaterial immer nur kurzzeitig dem Elektronenbombardement ausgesetzt ist, lassen sich bei gleichen Brennfleckabmessungen mit Drehanodenröhren wesentlich höhere Werte der Momentanleistung realisieren als mit → Festanodenröhren. Die Kühlung der Anode erfolgt bei Drehanodenröhren im wesentlichen nur über die Wärmeabstrahlung der Anode, so daß Drehanodenröhren i. allg. eine geringere Dauerleistung aufweisen als die flüssigkeitsgekühlten Festanodenröhren.

DSC, Diagnostic Satellite Console
Auswertepult des CT-Systems SOMATOM. Das DSC ermöglicht die Archivierung und Auswertung von Computertomogrammen einschließlich der Bildrekonstruktion aus bereits vorhandenen Schwächungsdaten. S. a. → DMC.

Edelgasdetektor
→ Detektor für CT-Systeme, der zur Messung der Intensität der Röntgenstrahlung mit Edelgas unter hohem Druck gefüllte Ionisationskammern verwendet. Edelgasdetektoren für CT-Geräte bestehen i. allg. aus einem mit Xenon gefüllten Druckgefäß, in dessen Innern auf den → Fokus ausgerichtete Bleche isoliert angebracht sind, die als

Ionisationskammerwände dienen und mit isolierten Gehäusedurchführungen zur Signalübertragung aus dem Druckgefäß heraus verbunden sind.

Eigenfilterung
Alle Strahlenfilterung, die im Nutzstrahl eines Röntgenstrahlers durch Komponenten (Anode selbst, Röhrenglas, Kühlöl, Strahlenaustrittsfenster, fest eingebauter Filter usw.) des Strahlers geschieht. Die Eigenfilterung wird i. allg. in Aluminium-Äquivalentwerten angegeben.

Eingangsfenster
Abdeckung eines → Detektors oder einer Detektoranordnung auf der Strahleneintrittsseite.

EMI-Scanner
Erstes kommerzielles CT-Gerät der Firma EMI (Electrical and Musical Industries, Hayes, Großbritannien). Das 1972 eingeführte Schädelgerät mit einer Bildmatrix aus 80 × 80 Elementen arbeitete nach dem → Translations-Rotations-Prinzip und besaß einen wassergefüllten → Ausgleichskörper.

Empfindlichkeit
Verhältnis zwischen Ausgangssignaländerung und Eingangssignaländerung eines Verstärkers, → Detektors usw.

Empfindlichkeit, lokale
Das Verhältnis zwischen Ausgangssignaländerung und Eingangssignaländerung in einem bestimmten Bereich eines Detektorelements.

Empfindlichkeitsprofil
Auf den Maximalwert normiertes Signal eines in → Systemachsenrichtung nur sehr wenig ausgedehnten (im Idealfall unendlich kleinen) Objektdetails im CT-Bild als Funktion der Lage des Details längs einer zur → Systemachse parallelen Geraden. Das Empfindlichkeitsprofil kann vom Abstand dieser Geraden von der → Systemachse abhängen.

Energiegang
Abhängigkeit einer Eigenschaft, z. B. der → Empfindlichkeit eines → Detektors, von der Energie der Röntgenquanten.

ETHERNET
Standardisiertes Nachrichtenleitungssystem mit hoher Datenübertragungsrate zur Verbindung mehrerer Rechner miteinander unter Verwendung einer Hochfrequenzleitung.

Expositionszeit
Zeit, während der das Aufnahmeobjekt der Röntgenstrahlung ausgesetzt ist. Die Expositionszeit ist i. allg. kleiner als die → Aufnahmedauer, besonders bei CT-Geräten, die mit gepulster Strahlung arbeiten.

Fächerstrahlgerät
CT-Gerät, bei dem der gesamte Objektquerschnitt vom fächerförmigen Meßstrahlenbündel erfaßt wird und somit nur eine rein rotatorische Bewegung der Strahlenquelle zur Abtastung des Objektes erforderlich ist. Es gibt Fächerstrahlgeräte mit feststehendem Detektorring, sog. → Ringdetektorgeräte und solche, bei denen eine bogenförmige Detektoranordnung gemeinsam mit der Röntgenröhre um das Aufnahmeobjekt umläuft. Geräte vom zuletzt genannten Typ werden häufig kurz als »Fächerstrahlgeräte« im Gegensatz zu »Ringdetektorgeräten« bezeichnet.

Faltung
Bildung einer neuen mathematischen Funktion g aus zwei gegebenen mathematischen Funktionen f und h gemäß

$$g(x) = \int_{-\infty}^{+\infty} f(\tau) \cdot h(x-\tau) \, d\tau$$

Die Funktion $h(x)$ wird dabei als Faltungskern bezeichnet. Ersetzt man das Integral durch eine Summe, so läßt sich die Faltung für eindimensionale Funktionen anschaulich beschreiben:
Zur Berechnung der Funktion g an der

Stelle x_1 sind folgende Rechenschritte erforderlich:
1. Spiegelung der Funktion $h(x)$ an der Ordinatenachse zur Funktion $h(-x)$,
2. Verschiebung der Funktion $h(-x)$ um x_1 längs der Abszisse,
3. Elementweise Multiplikation der beiden Funktionen und
4. Aufsummierung der Multiplikationsergebnisse.

Faltungskern
S. → Faltung.

Faltungsverfahren
Bildrekonstruktionsalgorithmus, bei dem die gemessenen → Schwächungsprofile vor der → Rückprojektion einer → Faltung unterworfen werden. Durch die Faltung, die im wesentlichen einer Hochpaßfilterung (d. h. Anhebung des Signals bei hohen Ortsfrequenzen) entspricht, werden weitreichende Verschmierungen der einzelnen Objektdetails im Bild vermieden, die sich bei unmittelbarer Rückprojektion der gemessenen Schwächungsprofile ergeben würden. Die Anwendung des Faltungsverfahrens ist eine wesentliche Voraussetzung für das → Sofortbild, d. h. die Bereitstellung des berechneten Bildes unmittelbar nach Beendigung des Meßvorgangs.

Fensterung
Wiedergabe eines wählbaren Teilbereichs des CT-Zahlenumfangs eines Computertomogramms mit dem vollen Leuchtdichteumfang des → Bildmonitors. → Bildmatrixelemente mit CT-Zahlen außerhalb des gewählten Bereiches (»Fensters«) werden weiß bzw. schwarz wiedergegeben (Analoges gilt für Farbwiedergabe).

Festanodenröhre, Festanodenröntgenröhre
Röntgenröhre, bei der die Anode starr im Röhrenkörper eingebaut ist. Die Anode ist bei diesen Röhren i. allg. flüssigkeitsgekühlt. Wegen der dadurch erzielten guten Wärmeabfuhr sind diese Röhren durch eine relativ hohe Dauerleistung gekennzeichnet, die Spitzenbelastbarkeit ist jedoch wesentlich geringer als bei → Drehanodenröhren.

Festkörperdetektor
→ Detektor aus festen Substanzen. Als Festkörperdetektoren kommen sowohl reine → Halbleiterdetektoren, als auch Kombinationen aus → Szintillationskristallen und lichtempfindlichen Halbleiterdioden zur Anwendung.

Flächenrauschen
Durch → Quantenrauschen, → elektronisches Rauschen und → Algorithmusrauschen verursachte Schwankung der mittleren CT-Werte innerhalb vorgegebener (meist kreisförmiger) Testflächen im Bild eines homogenen Phantoms. Als Maßzahl für das Flächenrauschen bei vorgegebener Testflächengröße wird meist die → Standardabweichung des mittleren CT-Wertes angegeben. Das Flächenrauschen für eine bestimmte Testflächengröße bestimmt, bei welchem Kontrast ein Objektdetail entsprechenden Querschnitts in homogener Umgebung unter gleichen Aufnahmebedingungen (Objektgröße, → Schwingungsvermögen, Aufnahmeparameter) dargestellt werden kann.

Fokus einer Röntgenröhre
Flächenschwerpunkt des elektronischen → Brennflecks.

Fokusweg
Ortsveränderung des → Fokus während des Meßvorganges zur Bestimmung eines Schwächungsmeßwertes. S. a. → Streifenbreite.

Foreground
Die beim Programmablauf bevorzugte Programmebene in einem Rechner, dessen Betriebssystem es gestattet, zwei Programme mit unterschiedlicher Priorität gleichzeitig ablaufen zu lassen. S. a. → Background.

Foreground-Background-Betrieb
Gleichzeitiger Ablauf zweier Programme mit unterschiedlicher Priorität in einem Rechner. S. a. → Background und → Foreground.

Formfilter
Strahlungsfilter, dessen Dicke innerhalb des zu filternden Strahlenbündels variiert. Formfilter werden in CT-Systemen verwendet, um durch Dickenunterschiede (z. B. zwischen Körpermitte und Körperrand) in der zu untersuchenden Objektschicht verursachte Signalunterschiede zu verringern. Eine vollständige Dickenkompensation ist wegen der Vielfalt der Aufnahmeobjekte und der von der Kreisform abweichenden Objektquerschnitte naturgemäß nicht möglich. Die Verwendung eines Formfilters bedingt eine individuelle → Aufhärtungskorrektur für jeden einzelnen Meßkanal. S. a. → Ausgleichskörper.

FORTRAN IV
Weit verbreitete höhere Programmiersprache, die besonders auf die Lösung mathematischer, physikalischer und technischer Programmieraufgaben zugeschnitten ist.

Gasdetektor
S. → Edelgasdetektor.

Generator, Mittelfrequenz-
Röntgengenerator, bei dem zur Erzeugung der Hochspannung für die Röntgenröhre die Netzspannung zunächst gleichgerichtet, dann diese Gleichspannung in eine Wechselspannung mit einer Frequenz von einigen kHz umgesetzt, hochtransformiert und erneut gleichgerichtet wird. Dieses Prinzip hat gegenüber dem klassischen Röntgengenerator, bei dem die Netzspannung von meist 50 oder 60 Hz unmittelbar hochtransformiert und gleichgerichtet wird, den Vorteil wesentlich kleinerer Transformatorabmessungen und einer guten Regelbarkeit der Hochspannung.

Gerätetest
Prüfung eines CT-Gerätes bezüglich bestimmter Eigenschaften oder Kenngrößen.

Grenzauflösung, geometrische
→ Auflösungsgrenze bei (beliebig) hohem Objektkontrast.

Grenzdurchmesser
Kleinster Bohrlochdurchmesser eines → Bohrlochtests, bei dem die einzelnen Bohrungen unter vorgegebenen Aufnahmebedingungen gerade noch getrennt abgebildet werden können. S. a. → Auflösungsgrenze und → Grenzauflösung.

Grenzfrequenz
Ortsfrequenz, bei der die → Modulationsübertragungsfunktion einen bestimmten Mindestwert hat, der die Erkennbarkeit einer sinusförmigen Modulation entsprechend dieser Frequenz gerade noch zulassen soll. Der erwähnte Mindestwert ist nicht allgemein standardisiert, er muß daher zusammen mit der Grenzfrequenz angegeben sein, wenn die Angabe für Gerätevergleiche herangezogen werden soll. S. a. → Auflösungsgrenze, → Grenzauflösung und → Grenzdurchmesser.

Groedel-Technik
Röntgenaufnahmetechnik mit Streustrahlenverminderung durch einen relativ großen Abstand zwischen Objekt und Bildauffangebene.

Halbleiterdetektor
→ Festkörperdetektor aus einem Halbleitermaterial, das bei der Wechselwirkung mit Röntgenstrahlung ein elektrisches Signal (Strom oder Spannung) abgibt. Häufig auch einfach als Synonym für → Festkörperdetektor gebraucht.

Halbwertsbreite
Breite einer Verteilung bei der Hälfte des Maximalwertes. S. a. → Schichtdicke und → Empfindlichkeitsprofil.

Hardware
Zusammenfassender Begriff für elektrische und elektronische Schaltungen aller Art.

Hautdosis
An der Körperoberfläche auftretender Dosiswert.

Homogenität
Bildqualitätseigenschaft, die beschreibt, in welchem Grade ein aus einem homogenen Material (z. B. Wasser) bestehender Prüfkörper auch mit entsprechend konstantem mittlerem CT-Wert an verschiedenen Stellen des Bildes wiedergegeben wird.

Hounsfield-Einheit
Einheit der CT-Werteskala, bei welcher der CT-Wert H eines Materials als mit dem Faktor 1000 multiplizierte relative Abweichung des effektiven linearen Schwächungskoeffizienten μ dieses Materials vom effektiven linearen Schwächungskoeffizienten μ_w des Wassers definiert ist:

$$H = \frac{\mu - \mu_w}{\mu_w} \cdot 1000.$$

Hybridgerät
CT-System, das zwei unterschiedliche Prinzipien zur Abtastung der Schwächungskoeffizientenverteilung in der Objektschicht wahlweise zu verwenden gestattet, speziell die Kombination aus einem → Translations-Rotations-Gerät und einem → Fächerstrahlgerät mit umlaufendem Detektor.

Interface
Anpassungsbaustein, der den Signalaustausch zwischen zwei elektrischen oder elektronischen Geräten oder Baugruppen ermöglicht.

Kalibrierung
1. Bestimmung der individuellen → Kanalempfindlichkeit für die einzelnen Meßkanäle eines CT-Systems, z. B. mit Hilfe einer → Luftmessung, zum Zwecke der Meßdatenkorrektur bei der Aufnahme eines strahlenschwächenden Objektes.
2. Korrektur von Meßdatensätzen bezüglich der individuellen → Kanalempfindlichkeit.

Kammerlänge
Die Abmessung der → Kammersepten eines → Edelgasdetektors in Richtung der einfallenden Röntgenstrahlung.

Kammerseptum
Parallel zur Richtung der einfallenden Röntgenstrahlung und zur Systemachse verlaufendes Trennblech zwischen zwei benachbarten Zellen eines Edelgasdetektors.

Kanalempfindlichkeit, individuelle
Verhältnis zwischen Ausgangssignaländerung und Eingangssignaländerung im einzelnen Meßkanal. Durch geringe Materialunterschiede und Fertigungstoleranzen weisen die einzelnen Meßkanäle eines CT-Systems eine unterschiedliche → Empfindlichkeit auf, die z. B. mit Hilfe einer → Luftmessung ermittelt werden kann.

Kantenbildfunktion
Bild eines Dichtesprunges längs einer senkrecht zur Schichtebene verlaufenden Ebene zwischen zwei homogenen Objektbereichen. Die Bestimmung der Kantenbildfunktion ist z. B. durch Aufnahme eines Computertomogramms eines homogenen Kunststoffkörpers in einem Wasserphantom möglich, wobei dieser Kunststoffkörper mindestens eine ebene Begrenzungsfläche aufweisen muß, die bei der Aufnahme senkrecht zur Schichtebene verläuft.

Kinotechnik, Röntgen-
Röntgenaufnahmeverfahren zur Darstellung schnell veränderlicher Vorgänge durch Aufzeichnung des Ausgangsbildes eines Röntgenbildverstärkers mit Hilfe einer Kinokamera. Das Verfahren wird hauptsächlich bei der Herzangiographie angewendet.

Kleinrechner
S. → Minicomputer.

Kollimator
Blendensystem zur Einengung eines Strahlenbündels oder zur Verminderung der Streustrahlung. Ein Streustrahlenkollimator besteht aus auf den Röhrenfokus ausgerichteten, möglichst strahlenundurchlässigen Lamellen und läßt so die vom → Brennfleck ausgehende Strahlung zwischen den Lamellen ungehindert durch, während die im Aufnahmeobjekt entstehende Streustrahlung weitgehend in den Lamellen absorbiert wird.

Kontrast, Mindest-
Für die Erkennbarkeit eines bestimmten Details im Bild erforderlicher Minimalwert des Objektkontrastes.

Kontrast-Detail-Diagramm
Darstellung des minimalen Objektkontrastes, der zur Trennung der Bohrungen im Bild eines → Bohrlochtests bei festgelegten Aufnahmebedingungen gerade noch ausreicht, als Funktion des Bohrungsdurchmessers. Kontrast-Detail-Diagramme müssen detaillierte Angaben zum Material und den Abmessungen des verwendeten Prüfkörpers, zur gewählten Schichtdicke und zur applizierten Dosis enthalten, da diese Größen einen wesentlichen Einfluß auf das → Bildrauschen haben und so das Kontrast-Detail-Diagramm entscheidend mitbestimmen. S. a. → Dichteauflösungsvermögen und → Niedrigkontrastauflösungsvermögen.

Kriechstrom
Über einen Isolator fließender, sehr kleiner elektrischer Strom.

Längendosisprodukt
Integral über die Energiedosis längs einer zur → Systemachse parallelen Geraden. Der Quotient aus dem Längendosisprodukt und der → Schichtdicke ergibt den Dosiswert am Schnittpunkt dieser Geraden mit der Schichtebene bei der Aufnahme unendlich vieler unmittelbar aneinanderliegender Schichten mit den gewählten Aufnahmeparametern (s. → CT-Dosisindex).

Leuchtdichte
Von einer leuchtenden Fläche ausgehender Lichtstrom pro Raumwinkel- und Flächeneinheit.

Leuchtstoff
Substanz, die bei der Wechselwirkung mit Strahlung Licht aussendet.

Linienbildfunktion
Bild einer senkrecht zur Schichtebene verlaufenden Ebene. Die Bestimmung der Linienbildfunktion könnte (analog zur Bestimmung der → Punktbildfunktion) z. B. durch Aufnahme eines Computertomogrammes eines parallel zur Systemachse gespannten dünnen Bleches erfolgen. Dabei ergäben sich jedoch durch → Artefakte experimentelle Schwierigkeiten, so daß es zweckmäßiger ist, die Linienbildfunktion durch Differentiation der → Kantenbildfunktion zu gewinnen.

Luftmessung
Meßablauf ohne strahlenschwächendes Objekt im Strahlengang, meist zum Zweck der → Kalibrierung oder Bestimmung der individuellen → Kanalempfindlichkeit.

Massenspeicher
→ Datenspeicher zum Halten großer Datenmengen, z. B. auch für Archivierungszwecke. Als Massenspeicher kommen Magnetbänder, Disketten, Magnetplatten und Laserplatten zur Anwendung, wobei Magnetplatten für die Datenarchivierung wegen der hohen Kosten nur begrenzt eingesetzt werden können.

Matrix
Zweidimensionale Zahlenanordnung. Im Zusammenhang mit CT Kurzbezeichnung für → Bildmatrix.

165

Meßdatenkorrektur
Korrektur der mit der Meßanordnung des CT-Systems gewonnenen Schwächungsmeßwerte bezüglich → Aufhärtung, → Empfindlichkeit der einzelnen Meßkanäle, → Energiegang der einzelnen Meßkanäle, ungleichmäßiger Anordnung der einzelnen Meßelemente u. a. Die genannten Korrekturen sind vor der eigentlichen → Bildrekonstruktion (z. B. → Faltung mit anschließender → Rückprojektion) durchzuführen.

Meßfeld
Der von der Meßanordnung des CT-Gerätes erfaßte Objektraum.

Meßfeld, zentrales -
Der mittlere Teil des von der Meßanordnung des CT-Gerätes erfaßbaren Objektraumes. Häufig sind spezielle Algorithmen mit erhöhtem Speicherplatzbedarf in ihrer Anwendung auf das zentrale Meßfeld beschränkt.

Meßstrahlenbündel
Gesamtheit der primären (d. h. vom Röhrenbrennfleck ausgehenden) Röntgenstrahlen, die zum Signal für einen Schwächungsmeßwert beitragen.

Mikrophonie
Durch mechanische Schwingungen elektrischer Leitungen und Bauelemente verursachte, unerwünschte Signale.

Minicomputer
Elektronenrechner mittlerer Größe und Leistungsfähigkeit. Die Grenzen nach oben zum Großrechner und nach unten zum Heimrechner sind fließend und hängen sehr vom Ausbaugrad der einzelnen Systeme ab.

Modulation
Periodische Signaländerung, wobei eine Periodizität im zeitlichen oder räumlichen Sinne gemeint sein kann.

Im Zusammenhang mit Angaben zum → Auflösungsvermögen sind sich örtlich sinusförmig (→ Modulationsübertragungsfunktion) oder rechteckförmig (→ Rechteck-MÜF, → Balkentest) verändernde Schwächungsmuster von besonderer Bedeutung.

Modulationsübertragungsfunktion, MÜF, Sinus-MÜF
Fourier-Transformierte der → Punktbildfunktion. Die MÜF gibt den relativen Bildkontrast (bezogen auf den Bildkontrast bei der Ortsfrequenz Null) als Funktion der Ortsfrequenz an, mit dem eine sinusförmige → Modulation (bei konstantem Objektkontrast) wiedergegeben wird. Die MÜF kann aus dem Bild eines Drahtes (→ Punktbildfunktion), einer Kante (→ Kantenbildfunktion, → Linienbildfunktion) oder eines → Balkentests (→ Rechteck-MÜF) ermittelt werden.

Monitor
Fernsehsichtgerät. Je nach Anwendungszweck unterscheidet man → Bildmonitor, → Dialogmonitor und → Textmonitor.

MÜF, Rechteck-
Die Rechteck-MÜF ist die Darstellung des relativen Bildkontrasts (bezogen auf den Bildkontrast bei der Ortsfrequenz Null) als Funktion der Ortsfrequenz, mit dem eine rechteckförmige Modulation (bei konstantem Objektkontrast) wiedergegeben wird. Die Rechteck-MÜF kann unmittelbar durch Auswertung einer Aufnahme eines → Balkentests ermittelt werden. Eine Umrechung einer Rechteck-MÜF in die entsprechende Sinus-MÜF ist möglich. Die Rechteck-MÜF liefert stets günstigere Werte als die Sinus-MÜF, da die Fläche unter einer Halbwelle einer Rechteckkurve stets größer ist als bei einer Sinuskurve gleicher Frequenz. Ein Vergleich bezüglich der MÜF ist daher nur bei gleichem Typ der MÜF zulässig.

Multiformatkamera
Photographische Kamera zur Aufzeichnung von Fersehbildern auf Blattfilm mit Wahlmöglichkeiten bei der Unterteilung des Filmformates zur Aufzeichnung mehrerer Aufnahmen auf einem einzigen Filmblatt. Ein für die photographische Aufzeichnung besonders geeigneter Bildmonitor ist in die Kamera integriert.

Multiplexerschaltung
Elektronische Schaltung, die es ermöglicht, gleichartige elektrische Signale aus verschiedenen Quellen nacheinander auf eine einzige Signalleitung zu schalten. Derartige Schaltungen kommen in einem CT-Gerät z. B. im Datenerfassungssystem zur Anwendung, um die Signale unterschiedlicher → Detektorelemente einem gemeinsamen → Analog-Digital-Wandler zuführen zu können.

MULTISPOT M
→ Multiformatkamera mit Filmvorratsmagazin und -auffangmagazin zum SOMATOM der Siemens AG. Durch die volle Integration dieser Kamera auch in die Software des CT-Systems ist eine vollautomatische photographische Aufzeichnung der CT-Aufnahmen einer oder mehrerer Untersuchungen möglich.

Nachbarschaftseffekt
Beeinflussung der CT-Werte im Bild eines Objektdetails durch die Schwächungseigenschaften des umgebenden Materials. Solche Beeinflussungen sind möglich durch unvollkommene → Aufhärtungskorrektur, nicht-ideale → Abtastung, nicht-ideale → Algorithmen usw.

Niedrigkontrastauflösungsvermögen
Geometrisches Auflösungsvermögen bei kleinen Kontrasten im Objekt. Die Trennbarkeit kleiner Objektstrukturen im Bild hängt bei niedrigen Werten des Objektkontrastes nicht nur von der → Modulationsübertragungsfunktion des CT-Systems, sondern auch vom → Bildrauschen ab, das seinerseits vom → Quantenrauschen und von im System enthaltenen Rauschquellen bestimmt wird. S. a. → Dichteauflösungsvermögen und → Kontrast-Detail-Diagramm.

Nuklearmedizin
Diagnostik und Therapie unter Anwendung radioaktiver Stoffe. Bei bildgebenden nuklearmedizinischen Verfahren werden radioaktive Substanzen mit relativ kurzer Halbwertszeit und häufig spezifischer Affinität zu einzelnen Geweben inkorporiert und dann anhand der von ihnen ausgehenden Strahlung mit außerhalb des Aufnahmeobjektes angebrachten Detektoranordnungen bezüglich Ort und Konzentration nachgewiesen.

Nullabgleich
Justage eines Verstärkersystems, so daß für das Eingangssignal Null auch das Ausgangssignal Null abgegeben wird.

Nullabgleich, automatischer
Selbsttätig vom → Datenerfassungssystem eines CT-Gerätes während der Meßpausen durchgeführter → Nullabgleich der Eingangsverstärker für die Detektorsignale.

Nutationsbewegung
Taumelbewegung eines Kreisels, bei der die Figurenachse einen Kegelmantel beschreibt.

Oberflächendosis
S. → Hautdosis.

Ölkühlung
Kühlsystem, z. B. für Röntgenröhren, bei denen zum Wärmetransport Öl verwendet wird. Das Öl wird in einem Kreislauf durch das zu kühlende Objekt und einen Wärmetauscher gepumpt. Im Wärmetauscher wird das erwärmte Öl entweder mit Luft oder mit Wasser wieder abgekühlt.

Ortsfrequenz
Kehrwert der Periodenlänge einer periodischen räumlichen Struktur.

Peripheriegerät
Zusammenfassender Begriff für alle an einem Elektronenrechner anschließbaren Zusatzgeräte, wie z. B. Bedienterminals, Drucker, Magnetplattenlaufwerke.

Phantom
Aufnahmeobjekt aus totem Material, meist zur Nachbildung der Strahlenschwächungs- und Streuverhältnisse in biologischen Objekten, jedoch auch physikalischer Prüfkörper.

Phantom, homogenes
Phantom mit örtlich konstanter Zusammensetzung.

Phantom, Wasser-
Im Zusammenhang mit CT meist wassergefüllter Kunststoffzylinder. Das Gefäßmaterial sollte sich in seinen Strahlenschwächungseigenschaften möglichst wenig vom Wasser unterscheiden. Man verwendet daher meist Acrylglas.

Pipelineprinzip
Ausführung einer Folge von Datenverarbeitungsschritten an periodisch anfallenden Daten mit einer Reihe hintereinandergeschalteter Rechenwerke, wobei jedem dieser Verarbeitungsschritte ein Rechenwerk zugeordnet ist. Zur optimalen Kapazitätsnutzung erfolgt die Aufteilung der gesamten Datenverarbeitungsaufgabe in die Einzelschritte bzw. die Auslegung der einzelnen Rechenwerke in der Weise, daß jeder der Verarbeitungsschritte in annähernd derselben Zeit ausgeführt werden kann und so die Arbeitspausen der einzelnen Rechenwerke möglichst klein gehalten werden.

Pixel
Synonym für → Bildelement oder → Bildmatrixelement.

Programmbibliothek
Sammlung von Datenverarbeitungs-(unter-)programmen, die zur Bearbeitung verwandter Probleme oder eines komplexen Problems benötigt werden. Zur Vereinfachung der Bindeprozedur bei der Erstellung ablauffähiger Programme mit Programmen aus einer solchen Bibliothek können alle Programme der Bibliothek unter einem gemeinsamen Namen abgelegt und aufgerufen werden.

Pulsbetrieb
Regelmäßig oder unregelmäßig wiederholtes, kurzzeitiges Einschalten z. B. einer Röntgenröhre.

Pulsenergie
Die während eines Röntgenstrahlungsimpulses in der Röntgenröhre umgesetzte elektrische Energie. Zusammen mit der gewählten Röntgenröhrenspannung, Filterung und Aufnahmegeometrie bestimmt die Pulsenergie die Anzahl der je Meßwert verfügbaren Röntgenquanten. Damit bei sehr stark strahlenschwächenden Objekten (z. B. Schultergürtel) der Signalbeitrag durch das elektronische → Rauschen des → Datenerfassungssystems möglichst klein bleibt, wird in entsprechenden Aufnahmesituationen eine hohe Pulsenergie gewählt. Bei gleicher Dosis ergibt sich dann mit einer kleineren Anzahl von Projektionen und hoher Pulsenergie ein besseres Bildergebnis als mit hoher Projektionszahl und geringerer Pulsenergie.

Pulsleistung einer Röntgenröhre
Energieumsatz in einer Röntgenröhre je Zeiteinheit bei kurzzeitigem Einschalten. S. a. → Anodenbelastbarkeit und → Röhrenleistung.

Punktbildfunktion
Bild einer senkrecht zur → Schichtebene verlaufenden Geraden. Die Punktbildfunktion kann z. B. durch Aufnahme eines Computertomogram-

mes eines parallel zur → Systemachse gespannten dünnen Drahtes bestimmt werden. Die Drahtdicke ist dabei klein gegenüber der zu erwartenden → Halbwertsbreite der Punktbildfunktion zu wählen.

Quant
S. → Röntgenquant.

Quantenrauschen
Durch Zufallsprozesse bei der Röntgenstrahlerzeugung verursachtes → Rauschen. S. a. → Röntgenquant.

Rauschen
Durch Zufallsprozesse verursachte Beiträge zum Signal, die keinerlei Information über die mit dem Signal zu erfassende Meßgröße enthalten.

Rauschen, elektronisches
Durch elektronische Bauelemente verursachtes → Rauschen (Rauschanteil) in elektrischen Signalen.

Rauschkorrelation
Gegenseitige Beeinflussung bzw. Gleichverhalten des → Rauschens zweier rauschbehafteter Größen. In der CT besteht z. B. beim → Bildpunktrauschen eine Korrelation, d. h. das Rauschen in einem Bildpunkt ist nicht unabhängig von dem in den anderen Punkten des Bildes. Die Ursache hierfür ist der Umstand, daß bei der CT jeder Schwächungsmeßwert – wenn auch mit unterschiedlichem Gewicht – zu jedem Bildpunkt beiträgt.

Rauschstruktur
Im Bild sichtbare, durch → Rauschen verursachte unregelmäßige Muster.

Rechtecktest
S. → Balkentest.

Rekonstruktionsalgorithmus
S. → Bildrekonstruktionsalgorithmus bzw. → Algorithmus.

Rekonstruktionszentrum
Punkt der → Schichtebene, der auf den Mittelpunkt des Bildes abgebildet wird.

Ringdetektorgerät
→ Fächerstrahlgerät mit einer ringförmigen Anordnung aus einzelnen Detektorelementen. Bei den meisten derartigen Geräten ist der Detektorring während der Aufnahme ortsfest, und die Röntgenröhre läuft innerhalb des Detektorringes um das Aufnahmeobjekt um. Es gibt jedoch auch Ringdetektorgeräte, bei denen die Röntgenröhre außerhalb des Detektorringes umläuft und der Detektorring während des Aufnahmeablaufs eine → Nutationsbewegung ausführt, derart, daß die jeweils röntgenröhrennahen Detektorelemente aus dem Strahlengang entfernt sind.

Röhrenleistung
Elektrischer Energieumsatz je Zeiteinheit in einer Röntgenröhre. Für den praktischen Betrieb sind die zulässige Spitzenleistung und die zulässige Dauerleistung von besonderer Bedeutung. Erstere bestimmt bei vorgegebener Aufnahmedauer die erreichbare Dosis bzw. bei vorgegebener Dosis die erforderliche Aufnahmedauer; letztere legt fest, wieviel Aufnahmen je Zeiteinheit bei vorgegebenem Energieumsatz je Aufnahme im zeitlichen Mittel angefertigt werden können. Die zulässige Anzahl der Aufnahmen in einer Serie bei gegebenem Energieumsatz je Aufnahme hingegen wird von der Wärmespeicherfähigkeit der Röntgenröhre bestimmt. S. a. → Anodenbelastbarkeit.

Röntgenquant
Kleinster Energiebetrag einer Röntgenstrahlung gegebener Wellenlänge bzw. Frequenz, der mit Materie in Wechselwirkung treten kann. Seine Größe ergibt sich als Produkt aus dem Planckschen Wirkungsquantum und der Frequenz der Röntgenstrahlung.

ROI, Region of Interest
Bezüglich Lage, Größe und Form wählbarer (i. allg. in das CT-Bild einblendbarer) Bereich der Bildmatrix, innerhalb dessen spezielle Auswertungen, z. B. die Berechnung der mittleren CT-Zahl, vorgenommen werden sollen. Üblich sind quadratische, rechteckige, kreisförmige und elliptische Formen. Bei frei eingebbarer Form sind meist nur solche Formen zugelassen, die im mathematischen Sinne einfach zusammenhängende Gebiete darstellen.

Rotationsbetrieb
Betrieb eines → Hybridgerätes als → Fächerstrahlgerät mit umlaufendem Detektor.

Rückprojektion
Berechnung des Beitrages der einzelnen gemessenen und gefalteten (s. → Faltung) → Schwächungsprofile zu den einzelnen Bildpunkten.

Sättigungserscheinung
Abnahme der → Empfindlichkeit eines → Detektors oder Verstärkers bei hohem Eingangssignal. Dieser Effekt führt zu einer Signalverfälschung am Ausgang des Detektors bzw. Verstärkers.

Schichtdicke
Halbwertsbreite des → Empfindlichkeitsprofils.

Schichtebene
Senkrecht zur → Systemachse verlaufende, zentral innerhalb der abzubildenden Objektschicht gelegene Bezugsebene.

Schnellrechner
Auf spezielle Aufgaben zugeschnittener Spezialrechner, der aufgrund seiner Struktur in der Lage ist, diese Aufgaben in wesentlich kürzerer Zeit durchzuführen als ein vergleichbarer frei programmierbarer Standard-Rechner. S. a. → BSP 11.

Schwächungseigenschaften
Gesamtheit der Eigenschaften, die das → Strahlenschwächungsvermögen charakterisieren.

Schwächungsgesetz
Der funktionale Zusammenhang zwischen der Strahlungsintensität J hinter einem strahlenschwächenden homogenen Objekt der Dicke d und der Intensität J_o, die an demselben Meßort ohne Objekt im Strahlengang gemessen würde:

$$J = J_o\, e^{-\mu d}$$

Diese auch als Beersches Gesetz bezeichnete Beziehung gilt in der angegebenen einfachen Form nur für monochromatische Röntgenstrahlung (d. h. Röntgenstrahlung, die nur Quanten einer einzigen Energie enthält) und für enge Strahlenbündel, bei denen die → Streustrahlung vernachlässigt werden kann. Die Konstante μ wird als linearer Schwächungskoeffizient des Objektmaterials bezeichnet.

Schwächungskoeffizient, linearer
S. → Schwächungsgesetz.

Schwächungsprofil
Örtliche Verteilung der Gesamtschwächung der untersuchten Objektschicht in einer betimmten Projektionsrichtung.

Schwächungsvermögen
S. → Strahlenschwächungsvermögen.

Sekundärschnitt
Aus einer Serie von Computertomogrammen aneinanderliegender oder einander überlappender Objektschichten berechnetes Schichtbild mit anderer Orientierung der → Schichtebene als bei der Serie.

Sigma-Wert
Übliche Bezeichnung für → Standardabweichung.

Signal-Rausch-Verhältnis
Quotient aus dem Signal und der Standardabweichung des Rauschens, das dem Signal überlagert ist.

Sofortbild
CT-Bild, das unmittelbar (oder mit nur unwesentlicher Verzögerung) nach Beendigung des Aufnahmeablaufs des CT-Gerätes zur Verfügung steht.

Software
Zusammenfassende Bezeichnung für Rechnerprogramme aller Art.

Speicher
S. → Datenspeicher.

Spitzenleistung
Synonym für → Pulsleistung.

Standardabweichung
Die Standardabweichung einer infolge von Zufallsprozessen schwankenden, in einer Anzahl von Stichproben bestimmten Größe ist die Wurzel aus dem Quotienten aus der Summe der quadratischen Abweichungen der Einzelwerte von Mittelwert und der um eins verminderten Anzahl der Stichproben.

Bezeichnen
n die Anzahl der Stichproben,
x_i die einzelnen Meßwerte,
$\bar{x}$ den Mittelwert und
σ die Standardabweichung,
so gilt demnach

$$\sigma = \sqrt{\frac{\sum_{i=1}^{n}(x_i - \bar{x})^2}{n-1}}$$

Stehanodenröhre
Synonym für → Festanodenröhre.

Steuerrechner
Rechner, der zur Steuerung und Überwachung der Gerätefunktionen, zur Koordination von Meßdatenerfassung und Bildberechnung und zur Kontrolle der Datenübertragung zwischen dem Bildrechner und den peripheren → Datenspeichern eingesetzt wird.

Strahlenbelastung
Energieaufnahme durch den menschlichen Körper bei der Bestrahlung mit ionisierender Strahlung (z. B. Röntgenstrahlung). Wegen der Möglichkeit einer somatischen oder genetischen Schädigung infolge einer Strahlenbelastung ist bei der diagnostischen Anwendung ionisierender Strahlung stets zwischen möglichem Schaden und Nutzen abzuwägen.

Strahlenqualität
Spektrale Zusammensetzung einer Röntgenstrahlung. Die Strahlenqualität wird bestimmt durch die Röntgenröhrenhochspannung, das Anodenmaterial, den Anodenzustand, die im Strahlengang befindlichen Filter und ggf. durch das Aufnahmeobjekt.

Strahlenschwächungsvermögen
Fähigkeit, Röntgenstrahlung zu absorbieren oder zu streuen und dadurch in der Intensität zu reduzieren.

Streifenbreite
In der Schichtebene senkrecht zur Strahlrichtung zu messende wirksame Breite des zur Bestimmung eines Schwächungsmeßwertes benutzten Strahlenbündels. Die Streifenbreite wird bestimmt durch die → Aufnahmegeometrie, die → Brennfleckabmessungen, den → Fokusweg und die → Detektorelementabmessungen. S. a. → Meßstrahlenbündel.

Streustrahlenkollimierung
Verminderung des Streustrahlenanteils in der auf den → Detektor treffenden Strahlung durch Verwendung eines geeigneten → Kollimators. Vgl. auch → Groedel-Technik.

Streustrahlung
Röntgenstrahlung, die bei der Wechselwirkung mit Materie entweder nur ihre Ausbreitungsrichtung (Rayleigh-Streuung, kohärente Streuung) oder ihre Ausbreitungsrichtung und ihre

Quantenenergie (Compton-Streuung) geändert hat.

Systemachse
Drehachse des Meßsystems (Röntgenröhre oder Röntgenröhre mit Detektor) eines CT-Gerätes.

System-Software
Gesamtheit aller Rechnerprogramme, die Bestandteil einer CT-Anlage sind.

Szintillationskristall
Einkristall, der aus einem → Leuchtstoff besteht.

Teilkreisrekonstruktion
Bildrekonstruktion bei → Fächerstrahlgeräten unter Verwendung eines Satzes von Projektionen, der nicht den vollen Projektionswinkelbereich von 360° abdeckt. Der verwendete Projektionswinkelbereich muß mindestens der Summe aus 180° und dem Öffnungswinkel des Meßstrahlenfächers entsprechen. Die Möglichkeit zur Teilkreisrekonstruktion wird genutzt bei der Realisierung besonders kurzer Aufnahmezeiten, zur Steigerung der zeitlichen Auflösung bei CT-Serien und gelegentlich zur nachträglichen Ausschaltung von → Bewegungsartefakten, falls die artefaktverursachende Bewegung nur während eines entsprechend kleinen Projektionswinkelbereichs auftrat.

Teilvolumenartefakt
Durch erhebliche Materialinhomogenitäten (z. B. Knochen-Luft) innerhalb eines Meßstrahlenbündels verursachter Artefakt. Der lineare → Schwächungskoeffizient μ, die bei der CT primär abzubildende Eigenschaft des Objektmaterials, ist über das → Schwächungsgesetz mit der Objektdicke d und den Strahlungsintensitäten J (mit Objekt) und J_o (ohne Objekt im Strahlengang) durch die Beziehung
$\mu d = \ln J_o - \ln J$
verknüpft. Jedes Detektorelement mittelt die Intensität im zugeordneten Meßstrahlenbündel, nicht jedoch den Logarithmus der Intensität, wie es die obige Beziehung fordern würde. Zwischen Meßstrahlenbündeln, die eine Materialinhomogenität unterschiedlich erfassen, entstehen dadurch Meßwertdiskrepanzen, die sich in Artefakten äußern können.

Testprogramm
Computerprogramm zur Aufdeckung und Lokalisierung von Fehlern in der Rechner-Hardware oder auch -Software.

Textmonitor
Fernsehsichtgerät zur Wiedergabe von Programmtexten und des Bediendialogs des CT-Systems. S. a. → Bildmonitor.

Time-Sharing
Gleichzeitige Nutzung der Kapazität einer Rechenanlage durch mehrere Programme oder Benutzer, wobei das → Betriebssystem den Zugang zur → Zentraleinheit für die einzelnen Programme oder Benutzer nach einem vorgegebenen Prioritätsschema steuert. S. a. → Foreground-Background-Betrieb.

Topogramm
Bezeichnung für die → digitale Übersichtsaufnahme beim SOMATOM.

Totschicht
Inaktive Schicht eines → Detektors, in der zwar Strahlung absorbiert, aber kein Signal erzeugt wird.

Translations-Rotations-Betrieb
Betrieb eines → Hybridgerätes als → Translations-Rotations-Gerät.

Translations-Rotations-Gerät
CT-Gerät, bei dem das Meßsystem aus Röntgenröhre und Detektoranordnung zur Bestimmung der → Schwächungsprofile lineare Abtastbewegungen parallel zur → Schichtebene aus-

führt und nach jeder dieser Translationsbewegungen um die → Systemachse in die nächste Projektionsrichtung gedreht wird.

Übertragungsfunktion
S. → Modulationsübertragungsfunktion.

USRLIB
→ Programmbibliothek zum SOMATOM, die es dem Systembenutzer ermöglicht, die Bildwiedergabeeinheit des Gerätes, insbesondere deren → Bildwiederholspeicher, mit auf dem Rechner des CT-Systems ablauffähigen → FORTRAN-IV-Programmen anzusprechen. Dadurch wird das Erstellen eigener Bildauswerteprogramme durch den Benutzer sehr erleichtert.

Veratmung
Durch Atembewegungen verursachte → Bewegungsartefakte.

Verbundanode
S. Metall-Graphit-→Anode.

Vignettierung
Systematische, allmähliche Veränderung des CT-Wertes im Bild eines homogenen Objektes zum Bild des Objektrandes hin. Ursache für eine solche Vignettierung kann z. B. eine unzureichende → Aufhärtungskorrektur sein.

Vorfilterung
Einbringung von zusätzlichen Strahlungsfiltern in den Strahlengang zwischen Röntgenröhre und Aufnahmeobjekt. Die Vorfilterung bewirkt eine Reduzierung der niederenergetischen Anteile in dem von der Röntgenröhre ausgesendeten Strahlungsspektrum. Da diese Spektralanteile ohnehin weitgehend im Aufnahmeobjekt absorbiert würden, ergibt sich dadurch bei gleichem Signal am Detektor eine geringere → Strahlenbelastung des Aufnahmeobjektes. Außerdem wird die → Aufhärtung der Strahlung durch das Objekt geringer. Dies wiederum vereinfacht die → Aufhärtungskorrektur und reduziert das Auftreten von → Aufhärtungsartefakten.

Wasserkühlung
Kühlsystem, z. B. für Röntgenröhren, bei dem zum Wärmetransport Wasser verwendet wird. Bei gleichen Durchflußmengen ist eine Wasserkühlung wegen der höheren Wärmekapazität des Wassers wesentlich effektiver als eine → Ölkühlung. Aus Isolationsgründen kann Wasser zur Kühlung der → Anode allerdings nur dann verwendet werden, wenn diese auf Erdpotential liegt. Das ist bei manchen → Festanodenröhren der Fall, so daß bei CT-Geräten mit entsprechenden Röntgenröhren eine Wasserkühlung verwendet wird. In allen anderen Fällen kommt nur eine → Ölkühlung, evtl. mit Wasserrückkühlung des Öls, in Frage.

Widerstandsgriffel
Kontaktstift zur Positionsmarkierung an einem im → Bildwiedergabespeicher des CT-Systems befindlichen CT-Bild mit Hilfe einer → Widerstandsplatte.

Widerstandsplatte
Rechteckige Platte aus einem Material relativ geringer Leitfähigkeit mit Abgriffen am Rande, die mit einem Verstärkersystem verbunden sind, das so geschaltet ist, daß bei der Berührung der Widerstandsplatte mit einem geerdeten Kontaktstift den Koordinaten des Berührungspunktes proportionale Ausgangsspannungen erzeugt werden.

Winchestertechnologie
Magnetplattenspeichertechnologie mit extrem hoher Schreibdichte. Der Schreibdichte entsprechen hohe Anforderungen an mechanische Genauigkeit und Staubfreiheit der Systeme.

Zeichenschärfe
S. → Auflösungsvermögen.

Zentraleinheit
S. → CPU.

Zoomfaktor
Verhältnis zwischen dem Durchmesser des vom Meßsystem erfaßten Objektbereiches und dem Durchmesser des im Bild vollständig wiedergegebenen Objektbereiches. Der wiedergegebene Objektbereich wird festgelegt durch Zoomfaktor und → Rekonstruktionszentrum.

Zwei-Spektren-Methode
CT-Verfahren, bei dem von der gleichen Objektschicht Schwächungsmeßdatensätze mit zwei unterschiedlichen Röntgenstrahlungsspektren aufgenommen werden. Aus den im gleichen Meßstrahlenbündel gewonnenen beiden Meßwerten kann auf die Zusammensetzung (effektive Kernladungszahl) des Materials im Strahlengang geschlossen werden. Mit dieser Information ist es z. B. möglich, Knochenmineralgehaltsbestimmungen durchzuführen, Bilder zu berechnen, wie sie sich mit monochromatischer Röntgenstrahlung wählbarer Energie ergäben, und eine perfekte → Aufhärtungskorrektur durchzuführen.

Stichwortverzeichnis

Abgestimmter Hochspannungserzeuger 137
Abklingzeit 62
Abkühlrate 137
Absorptionsvermögen des Detektors 32
Abstrahlwinkel 48
Abtasteigenschaften 59
Abtasttheorem 59
Akzeptanz 103
Aliasing 59
Allgemeine Forderungen an die Bedienung des CT-Gerätes 85
Algorithmus 33
Aneurysmen 104
Angio-CT 103
Anodenbelastung 48
Anschaffungskosten 130
Applizierbare Dosis 49
Archivierung 84
Array 71
Arrayprozessor 71, 114
Artefakte 45
Artefaktkorrektur 78
Artefaktverhalten 58
Arterio-venöse Fehlbildung 104
Aspekte der Routineanwendung 85
Aufbau der Detektoren 61
Aufbaufaktor 31
Aufhärtungseffekt 43
Aufhärtungsfehler 18
Aufhärtungskorrektur 43
Aufhärtungskorrektur als Kompromiß 44
Aufnahmefrequenz 49
Aufnahmespannung 64
Aufrauhung der Anode 48
Ausbaufähigkeit 140
Auswertesoftware 109
Auswertung von CT-Bildern des Herzens 115
Auto-CT 103, 107, 109
Automatischer Nullabgleich 66

Balkentest 16
Bediendialog 95

Belastbarkeit 32
Belastbarkeit der Anode 48
Berechnung der MÜF 16
Bestrahlungsplanung 112
Betriebsart der Röntgenröhre 65
Betriebssystem 77, 138
Betriebssystemplatte 79
Betriebswartung 146
Bewegungsunschärfe 50
Bildaufbauspeicher 72
Bildberechnung 71
Bilddokumentation und -archivierung 95
Bildelement 33
Bildrekonstruktion und -auswertung 90
Bildmatrixelement 23
Bildmonitor 75
Bildnachverarbeitung 115
Bildpunktrauschen und Flächenrauschen 33
Bildqualität 13
Bildrate 108
Bildrekonstruktionsalgorithmus 18
Bild-Split 108
Bildwiederholspeicher 73
Biopsie 110
Biopsie und Sterotaxie 110
Blende 29
Bohrlochtest 13
Bolus 107
Bolusinjektion 109
Brennfleck 18, 19, 29
BSP 11-Assembler 77
Bussystem 71

Cardio-CT 50, 60, 103, 109
Chronogramm 121
Computergestützte Bestrahlungsplanung 114
Computer-Radiogramm 59
Computer-Radiographie 58
CT-Dosisindex 32
CT-Hardware 127
CT-Zahl-Verfälschung 57
Datenerfassung 71

175

Datenfeld 71
Datenrate 66, 71
Datentransfer 71
Datenverarbeitung 69
Dauerleistung 50
Deckungsfehler 66
Detektor 29
Detektoranordnung 54
Detektoreffizienz 108
Detektorgeometrie, Detektorauswahl,
 Dosisnutzung 54
Detektorraster 19
Detektorsystem 107
Detektortypen 61
Detektorviertelversatz 59
Detektorzahl 53
Dialogmonitor 75
Dichteauflösungsvermögen 37
Dichtebestimmung 41
Digitales Bild 97
Digitale Radiographie 118
Digitale Übersichtsaufnahme 11
Dichtebestimmung 46
Dickenausgleichsfilter 63
Direkte Messung 16
Disketten-Laufwerk 76
DMC 75, 77
Doppelfenstertechnik 79
Dosisnutzung 19
Dosisprofil 31
Dotierung 62
Drahtphantom 17
Drehanodenröhre 53
Dreidimensionale Bestrahlungsplanung 114
Drucker 116
DSC 76, 77
Dünnschichttechnik 98
Dynamische Computertomographie 97, 103

Edelgasdetektor 43, 138
Eigenfilterung 44, 48
Eigenschaften der Detektoren 62
Einfluß des Algorithmus auf die
 Auflösung 21
Einfluß der Aufnahmegeometrie auf die
 Auflösung 18
Einfluß der Matrix auf die Auflösung 23

Eingabegerät 138
Eingangsfenster 63
Eingangsverstärker 69
Ejektionsfraktion 115
EKG-bezogene Bildrekonstruktion 50
EKG-getriggerte Aufnahme 103, 107
Elektronische Bauelemente 32
Elektronisches Rauschen 33
EMI-Scanner 10
Empfindlichkeitsprofil 26
Empfindlichkeitsverhalten 49
Expositionszeit 48

Faltung 72
Faltungsverfahren 10
Fächerstrahlgerät 46, 53
Feinkörniges Rauschen 13, 35
Fensterschaltung 73
Festanodenröhre 50
Fester Detektorring 54
Feststehender Detektorring 19
Flächen-Längen-Methode 116
Foreground-Background-Betrieb 77
Formfilter 37
FORTRAN IV 77
Fotodiode 138

Gantry 86
Gantryöffnung 88
Ganzkörper-Computertomograph 11, 144
Ganzkörpergerät Delta Scan 10
Gasdetektor 61
Gefäßpulsation 50
Gekrümmte Schnittführung 80
Geometrisches Auflösungsvermögen 13
Geometrische Grenzauflösung 38
Gerätetest 33
Grenzdurchmesser 16
Grenzfrequenz 16
Grobkörniges Rauschen 35
Groedel-Technik 57
Grundtypen 51

Halbautomatischer
 Untersuchungsablauf 141
Halbleiterdetektor 61

Halbwertsbreite des
 Empfindlichkeitsprofils 26
Hauptkonsole 75
Hautdosis 41
Heizstrom 48
Hochauflösender Detektor 21
Hochauflösungs-CT 98
Hochauflösungsmoden 78
Hochdosistechnik 98
Hochauflösungsalgorithmus 33
Hochleistungs-Verbundanode 143
Homogenes Phantom 40
Homogenität 41
Homogenität und quantitative
 Bildauswertung 41
Homogenität und
 Aufhärtungskorrektur 43
Homogenität und Formfilter 43
Homogenitätsfehler bei
 Meßfeldüberschreitung 46
Hounsfield-Einheit 134
Hybridgerät 53

Individuelle Kanalempfindlichkeit 49
Instandhaltung 147
Instandsetzung 147
Integratorstufe 69

Kammerlänge 61
Kammersepten 63
Kammerspannung 62
Kantenbetonter Algorithmus 21
Kantenbildfunktion 16
Kenngrößen 13
Kinotechnik 137
Kleinrechner 71
Komprimierte Speicherung 83
Konstantstrahlungsbetrieb 65
Kontrast-Detail-Diagramm 37
Kontrastempfindlichkeit 107
Kontrastmitteldynamik 109
Kontrast und Kontrast-
 unterscheidungsvermögen 38
Kooperationsvermögen des Patienten 49
Korrelation 33
Kosten-Nutzen-Analyse 130
Kupferfilter 44

Lagerung und Positionierung des
 Patienten 86
Langzeit-Archivierung 97
Längendosisprodukt 32
Läsion 102
Leuchtstoff 62
Lichtvisier 88
Linearitätsbereich 69
Lokale Empfindlichkeit 29
Luftmessung 49

Magnetbandeinheit 76
Magnetplattenlaufwerk 76
Matrixeinfluß 23
Meßdatenkorrektur 43
Meßelektronik 69, 107
Meßelektronik, Hardware 69
Meßfeld 46
Meßkanal 49
Meßort 18
Meßwert-Abfragefrequenz 54
Metall-Graphit-Verbundanode 66
Minicomputer 112
Mindestkontrast 40
Mittelfrequenzgenerator 48
Modularer Aufbau 141
Modulationsübertragungsfunktion 13, 55
Monitor 97
Monoenergetisches CT-Bild 124
Morphologie 41
Multiformat-Magazinkamera 83
Multiplexerschaltung 69
Multispot M 83

Nachbarschaftseffekt 18
Nadelpunktion 110
Normierter Bildkontrast 18
Nullabgleich 49
Nutationsbewegung 56

Oberflächendosis 31
Ölkühlung 50
Optischer Speicher 97
Optimiertes Empfindlichkeitsprofil 98
Optimierung der Bildqualität 98
Ortsfrequenz 18

177

PACS-System 97
Parenchymatöses Organ 104
Patientendosis-Effizienz 32
Patientenpositionierung 46
Peripherer Datenspeicher 71
PD 11-Assembler 77
Phantom 29
Pipelineprinzip 72
Problematik und Zielsetzung 114
Programmsystem 138
Prospektives Gating 109
Pulsbetrieb 66
Punktbildfunktion 16

Qualitätssicherungsprogramm 127
Qualitätsstandard 142
Qualitätstest 145
Quanten 64
Quanteneffizienz 108
Quantenrauschen 32
Quantitative Dichtebestimmung 46
Quantitative Computertomographie 102

Radioaktiver Seed 110
Radionuklid 366
Rauschen durch Bauelemente 32
Rauschen und Rauschstruktur 32
Rauschfreie Abbildung 40
Rauschstruktur und Bildeindruck 35
Rauschstruktur und Objektform 35
Rauschwert 32
Realzeit (real-time) 294, 297, 411
Rechenaufwand 66
Rechenwerk 71
Rechnerprogramm 141
Rechteckförmige Modulation 18
Rekonstruktionszentrum 26
Reproduzierbarkeit 48, 143
Ringförmige Artefakte 49
Röhrenleistung 19
Röhrenstrom 48
Röhrenstromregelung 48
Röntgenquanten 43, 72, 82
Röntgenröhre 43
Röntgensignal 49
Röntgenstrahlerzeugung 64
Röntgenstrahlung 32
ROI 80
Rotationsbetrieb 53

Routineuntersuchung 45
Rückprojektion 72

Sättigungserscheinung 43
Scanfrequenz 89
Scan 89
Schärfeeindruck 35
Scheibchen-Summations-Methode 116
Schwächungseigenschaften 26
Schwächungswert 134
Sekundärschnitt 80
Serio-CT 108
Sequenz-CT 103
Sicherheitsüberprüfung 146
Signal 32
Signal-Rausch-Verhältnis 66
Signalverfälschung 66
Simultane Rotation 11
Software 77
Softwaregesteuerte Magazinkamera 97
Spezialanwendungen 60, 97
Spezialrechner BSP 11 71
Standarddetektor 21
Stereotaktischer Eingriff 110
Stereotaktischer Rahmen 110
Steuerrechner 76, 138
Strahlaufhärtungsprobleme 103
Strahlenbelastung 26
Strahlenqualität 38, 64
Strahlenschwächungsvermögen 18, 41
Strahlungsintensität 43, 73, 77, 205, 206
Strahlungsverlust 64
Streifenbreite 18
Streustrahlenkollimierung 57
Strom-Spannungswandler 69
Systemkonzept 51
System-Software 48
Szintillationskristall 63

Teilkreisrekonstruktion 49
Teilvolumenartefakte 27
Teilvolumeneffekt 134
Therapieplanung 112
Time-Sharing-Betrieb 77
Totschichten 63
Topogramm 80, 97
Topogramm – als diagnostisches Hilfsmittel 118
Transitzeitenmethode 123
Translations-Rotations-Gerät 50, 52

Umlaufender Detektor 54
Überwachen der Anodenbelastung 48
Unkomprimierte Speicherung 83
Unterprogrammbibliothek 80
USR-LIB 80

Veratmung 50
Vergleich von Kontrast-Detail-Diagrammen unterschiedlicher CT-Systeme 40
Verlaufskontrolle 48
Vignettierung 43, 46
Voraussetzungen für wirtschaftlichen Betrieb von CT-Systemen 129
Vorfilterung 32

Wahl der Meßparameter und Untersuchungsablauf 89

Wärmespeicherkapazität der Anode 108
Wasserkühlung 50
Wasserphantom 16
Weichteildiagnostik 23
Widerstandsgriffel 79
Winchestertechnologie 76
Winkelgeschwindigkeit 54
Wissenschaftliche Arbeiten 114

Zeichenschärfe 134
Zeitliche Auflösung 49
Zentraleinheit 71
Zentrales Meßfeld 46
Zoom-Faktor 26, 78
Zustandskontrolle 33
Zuverlässigkeit 134
Zulässige Brennfleckgrößen 56
Zwei-Spektren-Methode 45, 66, 90, 124

Siemens-Fachbücher

Schüller, Hans; Fåhræus, Thomas

Schrittmacher-Elektrokardiogramme
Eine Einführung in die praktische Analyse

1985, 182 Seiten, 64 Seiten Diagramme, 30 cm × 26,5 cm, Pappband

ISBN 3-8009-1433-6

Hoxter, Erwin A.

Röntgenaufnahmetechnik
Grundlagen, Anwendungen

13., völlig überarbeitete und erweiterte Auflage, 1982, 196 Seiten, 124 Bilder, A5, kartoniert

ISBN 3-8009-1360-7

Kresse, Heinz (Herausgeber)

Kompendium Elektromedizin
Grundlagen, Anwendungen, Geräte

3., überarbeitete Auflage, 1982, 296 Seiten, 215 Bilder, 9 Tabellen, A5, kartoniert

ISBN 3-8009-1353-4